Der Gesundheitstrainer

Dr. med. Lutz Koch

Der Gesundheitstrainer

*Was Sie selbst
für Ihre Gesundheit tun können*

DER AUTOR:
Dr. med. Lutz Koch, Facharzt für Physiotherapie, langjähriger
Oberarzt, Arzt für Chirotherapie und Naturheilverfahren,
ist seit 1970 im REHA-Zentrum Graal-Müritz tätig. Sein
Spezialgebiet sind Herz-Kreislauf-Erkrankungen,
vor allem die Rehabilitation von Herzinfarkt-Patienten.

BILDNACHWEIS:
Franz Leipold: Seite 19
Ulrich Niehoff: alle anderen

Die Deutsche Bibliothek – CIP-Einheitsaufnahme

Koch, Lutz:
Der Gesundheitstrainer : was Sie selbst für Ihre Gesundheit
tun können / Lutz Koch. – Küttigen/Aarau : Midena, 1996

   ISBN 3-310-00206-3

Midena Verlag, CH-5024 Küttigen/Aarau
© Deutsche Ausgabe 1996 Weltbild Verlag GmbH, Augsburg
Alle Rechte vorbehalten

Redaktion: Dr. med. Monika Flasnoecker
Lektorat: Franz Leipold
Layout: Marion Kraus
Umschlaggestaltung: Ruth Gnosa, Hannover
Umschlagfoto: Stock Image/Bavaria Bildagentur
Satz: Gesetzt aus der Candida von Marion Kraus,
   Midena Verlag
Reproduktion: Mayr Reprotechnik GmbH, Donauwörth
Druck und Bindung: Druckerei Kösel, Kempten
Printed in Germany

ISBN 3-310-00206-3

Inhalt

INHALT

Vorwort

Wer kennt sie nicht, diese unbestimmten Beschwerden und unzähligen Wehwehchen, die das individuelle Wohlbefinden nur allzuoft aus dem Gleichgewicht bringen. Meist verlangen diese Unpäßlichkeiten keinen ärztlichen Beistand, und wir wären schon dankbar, wenn wir uns ohne großen Aufwand selbst helfen könnten.

Dieser Ratgeber zeigt Ihnen, wie Sie mit natürlichen Maßnahmen beispielsweise Ihren Kopfschmerzen beikommen können oder nie wieder kalte Füße beklagen müssen. Sie erfahren, wie Sie sich gesund schlafen und wie Sie auch Regen und die kalte Jahreszeit in den »Dienst« Ihrer Gesundheit stellen können.

Alltagswehwehchen, aber auch die Gesundheit ernsthaft beeinträchtigende Probleme werden in übersichtliche Abschnitte zusammengefaßt und in einzelnen Beiträgen abgehandelt. Großer Wert wird dabei auf eine verständliche Sprache gelegt, denn nicht immer ist es notwendig, die medizinischen Zusammenhänge in der wissenschaftlichen Fachsprache darzustellen, die der Laie häufig nur schwer versteht. Damit die vorgeschlagenen Maßnahmen nicht an einer aufwendigen Technik oder an Zeitmangel scheitern, können alle genannten Ratschläge mit geringem Aufwand nachvollzogen werden.

Viel Vergnügen beim Lesen und viel Vergnügen bei den Anwendungen: Bleiben Sie fit und damit gesund!

Graal-Müritz, im Herbst 1995
Dr. med. Lutz Koch

WAS HEISST GESUNDHEIT?

Gesund sein und sich wohlfühlen

»Gesundheit ist ein Zustand völligen körperlichen, geistigen und sozialen Wohlbefindens und nicht nur das Freisein von Krankheiten« (Definition der Weltgesundheitsorganisation).

»Jeder weiß, wie wichtig es ist, gesund zu bleiben. Schlimm ist nur, daß die meisten ihre Gesundheit nicht als das Werk ihrer eigenen Hände ansehen. Heute habe man sie, morgen büße man sie ein, das sei nun mal nicht anders. Nein und nochmals nein! Jeder muß sich selbst gesund erhalten oder gesund machen, die Medizin hilft ihm nur dabei« (Professor N. Amossow in seinem Buch »Herzen in meiner Hand«).

Gesund zu sein bedeutet mehr, als nur frei von Krankheit zu sein – es heißt auch, sich wohlzufühlen. Die Voraussetzung dafür ist, daß die Grundfunktionen Ihres Körpers, wie z.B. Atmung, Verdauung, Wärmehaushalt, Schlaf, Haut- und Schleimhauttätigkeit und der monatliche Regelzyklus, normal ablaufen.

Hektik im Alltag, Überlastung, unbewältigte Konflikte und Unregelmäßigkeiten im Lebensrhythmus können die Grundfunktionen Ihres Körpers stören. Auch falsche Ernährungsgewohnheiten, Bewegungsmangel, Genuß- und Arzneimittelmißbrauch spielen eine wesentliche Rolle. Ihr Körper ist nicht mehr ausreichend an die natürlichen Umweltreize wie Licht, Luft, Wind, Wasser, Wärme und Kälte gewöhnt. Die Folge davon sind Funktionsstörungen Ihres Körpers, die sich in Antriebsarmut, Leistungsschwäche, bis hin zu Kopfschmerzen, unregelmäßiger Verdauung, Übelkeit und Atemnot äußern können. Auch Schlafstörungen und ein veränderter Wärmehaushalt sind möglich.

Vielleicht empfinden Sie, wie die meisten Menschen, die auftretenden Beschwerden über lange Zeit nur als lästig und bekämpfen sie beispielsweise mit Kopfschmerztabletten, Abführ- oder Schlafmitteln und anderen Medikamenten.

11

Alle diese Mittel beseitigen aber nicht die Ursachen, sondern lassen über die Jahre aus zuerst kleinen Beschwerden schwere und chronische Erkrankungen werden.

So erhalten Sie Ihre Gesundheit

Jeder ist für seine Gesundheit selbst verantwortlich. Die Medizin kann nur unterstützen. Doch ist es nicht schwer, mit einigen wenigen Kenntnissen Ihre Gesundheit zu stärken und zu erhalten.

- • Überprüfen Sie täglich Ihr Verhalten Ihrem Körper gegenüber.
- • Leben Sie bewußter. Achten Sie darauf, daß Ihnen Umwelteinflüsse nicht schaden.
- • Sorgen Sie für Bewegung und gehen Sie an die frische Luft. Setzen Sie sich so oft wie möglich den natürlichen Reizen wie Luft, Sonne und Wasser aus.
- • Ernähren Sie sich gesund.
- • Achten Sie darauf, daß Sie sich ausreichend entspannen und genug schlafen.

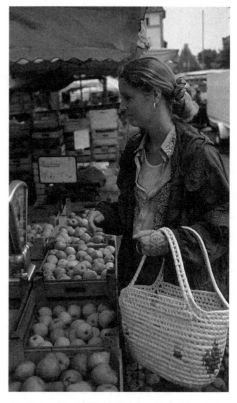

Eine gesunde Ernährung fängt bereits mit der Auswahl der richtigen Lebensmittel an.

Gesund zu leben erfordert in erster Linie Einsicht, Willenskraft, Selbstüberwindung und Aktivität. Es reicht aber nicht, nur zu wissen, was Ihnen gut tut – Sie müssen dieses Wissen auch anwenden.

Der Bio-Rhythmus – unsere »innere Uhr«

Was ist der Bio-Rhythmus?

Jeder von uns hat eine »innere Uhr«, die die zyklischen Vorgänge und die normalen Funktionsabläufe unseres Körpers steuert. Der sogenannte Bio-Rhythmus unterliegt beim Menschen einem 24-Stunden-Kreislauf, in dem jede

Körperfunktion einen Tageshöchstwert und einen Tagestiefstwert hat.

So ist zum Beispiel Ihre Körpertemperatur morgens am niedrigsten und nachmittags am höchsten. Auch die Pulsfrequenz, der Blutdruck, der Blutzuckerspiegel und die Hormonausschüttungen werden durch diesen Rhythmus geregelt.

Besonders deutlich ist der sogenannte Wach-Schlaf-Rhythmus ausgeprägt. Wenn Sie es sich zur Gewohnheit gemacht haben, in etwa immer zur selben Zeit schlafen zu gehen, werden Sie ganz automatisch Müdigkeit empfinden, wenn Sie diesen Zeitpunkt einmal überschreiten.

Wenn Ihr Bio-Rhythmus gestört ist

Wenn Sie unter Spannung stehen und Ihrem Körper nur ungenügende Regenerationsphasen gönnen, kommt Ihr Bio-Rhythmus aus dem Gleichgewicht. Die Leistungsfähigkeit läßt nach, und Ihre Gesundheit ist deutlich beeinträchtigt. Meistens stellen sich vielfältige Beschwerden wie z. B. Kopfschmerzen, Verspannungen im Nacken, Magendruck, Schwierigkeiten mit der Verdauung, Atembeklemmungen oder gar Herzbeschwerden ein. Auch die Ursachen von Müdigkeit, Unlust und Antriebsarmut müssen häufig in einem gestörten Bio-Rhythmus gesucht werden.

So bringen Sie Ihren Bio-Rhythmus wieder ins Lot

Um Ihren Bio-Rhythmus wieder zu normalisieren, müssen Sie zuerst neue Kräfte sammeln.

•• Sorgen Sie für ausreichenden Schlaf. Guter und erholsamer Schlaf ist eine wichtige Voraussetzung dafür, daß Sie sich möglichst schnell wieder wohlfühlen.

•• Machen Sie entspannende und schlaffördernde Kaltwasseranwendungen und wechselwarme Arm- und Fußbäder oder nehmen Sie wohltemperierte Vollbäder oder Duschen, sie wirken ebenso entspannend. Denken Sie daran, daß Sie alle Anwendungen immer mit einem kalten Guß beenden.

•• Bewegen Sie sich viel an der frischen Luft oder treiben Sie Sport. Körperliche Aktivität ist ein »Allheilmittel« gegen viele Beschwerden.

•• Auch autogenes Training oder andere Entspannungsmethoden können Ihnen helfen, Ihren Bio-Rhythmus wieder ins Gleichgewicht zu bringen.

Am wichtigsten aber ist: Lernen Sie Ihren eigenen biologischen Rhythmus kennen und gehen Sie, so weit es Ihnen möglich ist, auf ihn ein.

13

Auch die Seele will gepflegt sein

Die Notsignale der Seele erkennen

Jeder von uns kennt das: Ohne erkennbaren Grund ist man traurig oder niedergeschlagen. Dies muß nicht unbedingt auf eine Erkrankung zurückzuführen sein. Hält diese Niedergeschlagenheit allerdings über einen längeren Zeitraum an, kann das ein Zeichen einer Depression sein. Ihre Seele und Ihr Körper reagieren mit typischen Verstimmungszuständen. Sie sind reizbar, ängstlich oder traurig, haben keine Lust zu arbeiten, sind unkonzentriert und weinen oft und lange. Sie schlafen schlecht und Ihr Körper reagiert mit Schwindelanfällen, kalten Füßen, Herzrasen, Atemnot, Verstopfung, Menstruationsbeschwerden und sexuellen Störungen.

Ihre Gedanken drehen sich im Kreis, Sie beschäftigen sich unentwegt mit den gleichen, schier hoffnungslos scheinenden Inhalten Ihres Lebens, alle Ihre Lebensfreude ist dahin. Nicht nur Sie, auch Ihre Umgebung leidet zunehmend unter Ihrer Erkrankung.

Die richtige Behandlung ist entscheidend

Egal, wie sich Ihre Depression auch äußert, sie muß auf jeden Fall behandelt werden. Suchen Sie einen Arzt auf und lassen Sie sich gründlich untersuchen und beraten, welche Behandlung für Sie in Frage kommt. Ist ein organisches Leiden die Ursache Ihrer Depression, muß zunächst die Grundkrankheit behandelt werden. Da nicht jedes Medikament sofort den gewünschten Erfolg bringt oder gut vertragen wird, sollte Ihr behandelnder Arzt gemeinsam mit Ihnen ein spezifisches Therapieschema aufstellen; dies kann auch eine nervenärztliche Behandlung oder eine Psychotherapie beinhalten.

Zusätzliche Maßnahmen, die Ihnen helfen können

•• Lernen Sie autogenes Training; es hilft Ihnen, sich besser zu entspannen und abzuschalten. Dadurch fällt es Ihnen leichter, sich von Ihrer Traurigkeit zu lösen und positive Emotionen zu entwickeln. Sie werden nach kurzer Zeit feststellen, wie Ihr Lebenswille und Ihre Lebensfreude zunehmen.

•• Massieren Sie öfters die Reflexzonen für den Kopfbereich und das Sonnengeflecht. Dazu reiben und kneten sie abwechselnd das mittlere Glied Ihres rechten und linken Daumens, die für die Kopfzone verantwortlich sind. Um das Sonnengeflecht zu beeinflussen, drücken Sie kräftig mit der Daumenkuppe in die Mitte des Handtellers.

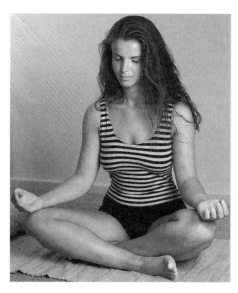

Entspannung mit autogenem Training.

•• Gehen Sie an die Sonne. Manche Depressionen werden durch Lichtmangel verursacht (vor allem in nördlichen Ländern). Im Sommer helfen ausgewogene Sonnenbäder, da die Sonne im Gehirn einen Stoff freisetzt, der Ihre Psyche positiv stimuliert. Auch Bestrahlungen mit künstlichem UV-Licht beispielsweise während der sonnenarmen Jahreszeit hellen die Stimmung auf.

•• Vertrauen Sie auf Heilkräuter, wie Baldrian, Hopfen, Passionsblume, Melisse und Lavendel und ganz besonders Johanniskraut. Lindenblüten beruhigen und sorgen für einen entspannenden Schlaf. Für einen Tee nehmen Sie einen gehäuften Teelöffel voll, überbrühen die-

sen mit 1/4 Liter Wasser, lassen ihn etwa zwei Minuten ziehen, seihen ihn ab und trinken täglich ein bis zwei Tassen davon. Die Wirkung des Tees können Sie zusätzlich noch mit Bädern unterstützen. Dazu nehmen Sie rund 300 Gramm der oben genannten Kräuter und baden darin 15 bis 20 Minuten vor dem Schlafengehen.

Auf Streß richtig reagieren!

Wie entsteht Streß?

Zeit Ihres Lebens sind Sie, wie jeder andere Mensch auch, den verschiedensten Arten von körperlichem und emotionalem Streß ausgesetzt. Streß ist eine natürliche Antwort Ihres Körpers und Ihrer Seele auf jede Anforderung, die von außen, aber auch von innen an Sie herangetragen wird, sei sie positiv oder negativ. Diese Reize, mit denen sich Ihr Organismus auseinandersetzen muß, nennt man Stressoren.

Jeder Mensch reagiert auf Streß unterschiedlich. Was für Sie noch völlig normal ist, kann für jemand anderen bereits eine starke Belastung oder bereits eine Überbelastung darstellen. Entscheidend ist immer, wie Sie Streß verarbeiten. Ein Übermaß an Streß kann die Reizschwelle dafür senken und überschießende Reaktionen, die zu den unterschiedlichsten Beschwerden führen, auslösen. Zeichen dafür sind erhöhte Blutdruckwerte, ein erhöhter Pulsschlag oder eine vermehrte Infektanfälligkeit.

Lärm, schlechte Luft, Ärger in der Familie oder im Beruf, Konflikte, Sorgen im Alltag, Unsicherheit und soziale Probleme können Ihre individuelle »Streßschwelle« zusätzlich herabsetzen.

Und – an Dauerstreß können Sie sich nicht gewöhnen! Da hilft nur, Ihren Lebensstil und Ihre Lebensphilosophie zu überprüfen und zu versuchen, diese »stressigen« Lebensumstände zu ändern. Machen Sie es sich zum Ziel, positiv zu denken und Lösungen durch bewußtes Handeln zu schaffen.

So können Sie Streß abbauen

- • Gehen Sie möglichst oft an die frische Luft.
- • Treiben Sie aktiv Sport.
- • Stellen Sie Ihre Ernährung um: Ernähren Sie sich möglichst magnesiumreich, denn Magnesium ist ein gutes Polster gegen Streß.
- • Nehmen Sie sich Zeit und Muße zum Essen.
- • Meiden Sie nach Möglichkeit Alkohol und Zigaretten.
- • Schlucken Sie Ihren Ärger nicht einfach herunter; sagen Sie auch einmal anderen, was Sie stört oder was Sie belastet.

- • Schaffen Sie sich eine angenehme Umgebung; treffen Sie sich mit Freunden und genießen Sie die für Sie schönen und angenehmen Dinge des Lebens.
- • Lernen Sie abzuschalten und sich zu entspannen, vielleicht mit autogenem Training.
- • Und das Wichtigste: Bewahren Sie sich Ihren Humor! Denn Lachen ist gesund.

Krank durch Kränkung

In der Gefühlsskala des Menschen unterscheidet man zehn grundlegende Empfindungsmerkmale: Ärger, Furcht, Überraschung, Traurigkeit, Ekel, Haß, Wut, Erwartung, Freude und Neugier.

Einige Merkmale drücken ganz genau entgegengesetzte Empfindungen aus, wie Freude und Traurigkeit oder Erwartung und Überraschung, andere sind sich im wesentlichen ähnlich. Daneben erwachen aber auch Qualitäten wie Liebe, Achtung, Stolz, Hoffnung, Selbstsucht, Schwermut, Neid oder Angst im Umgang mit anderen Menschen.

Nicht immer gelingt es uns, ein ausgewogenes Verhältnis zwischen Gefühl und Verstand zu erreichen. Eine positiv stimulierte Gefühlsatmosphäre bricht plötzlich zusammen, ein Teil Lebensfreude geht verloren, und wir werden seelisch und körperlich krank. Unglückliche Menschen leiden wesentlich häufiger an Infektionskrankheiten als glückliche oder ausgeglichene. Prüfungskandidaten sind aufgrund des Prüfungsstresses am Tag der Prüfung anfälliger für Störungen als danach. Trauernde erkranken häufig nach dem Verlust ihres Ehegatten.

Inzwischen hat man funktionierende Verbindungen zwischen dem Immunsystem und dem Nervensystem nachgewiesen, so daß es als sicher gilt, daß Kränkungen auch krank machen. Jeder, der gekränkt ist, fühlt sich ungerecht behandelt und in seiner Persönlichkeit mißachtet. Eine zunehmende Isolation macht noch empfänglicher für Störungen des Gefühlslebens. Es kommt zu diffusen Schmerzempfindungen, zu Unpäßlichkeiten.

Vor allem ältere Menschen empfinden Kränkungen noch tiefer, da sie meist sensibler reagieren. Die seelische Belastbarkeit nimmt ab, das Alleinsein, die Tatsache, weniger Verantwortung zu tragen, und das Grübeln bewerten die Kränkung noch höher.

Man sollte deshalb im täglichen Umgang mit anderen Menschen stets bemüht sein, weder durch unbedachte Worte noch durch eine befremdliche Haltung Anlaß zu Kränkungen zu geben, sondern vielmehr angemessen und abwägend miteinander umgehen. Ein unbedacht geäußertes Wort läßt sich leider nicht zurücknehmen.

Mobbing

Ein neues Schlagwort macht die Runde: Mobbing. Es kommt aus dem Englischen und bedeutet »anpöbeln« oder »über jemanden herfallen«. Wir verwenden Mobbing heute für »Psycho-Terror am Arbeitsplatz«.

Wenn Sie beispielsweise am Arbeitsplatz von Ihren Kollegen oder Ihren Vorgesetzten psychisch so unter Druck gesetzt werden oder sich so unter Druck gesetzt fühlen, daß Ihnen der tägliche Gedanke an die Arbeit und damit Ihr Berufsleben zur Qual wird, wenn Sie Tag für Tag unter Intrigen, Gemeinheiten, üblen Nachreden, Aggressionen, Klatsch und Tratsch leiden müssen, dann sind Sie bereits ein Mobbing-Opfer.

Was ist Mobbing?

Mobbing ist ein leider typisches Verhalten unserer Ellenbogengesellschaft. Der unbedingte Wille, sich zu behaupten, hat Qualitäten wie Kollegialität, Teamgeist, Hilfsbereitschaft oder gegenseitige Achtung und Rücksicht am Arbeitsplatz verlorengehen lassen. Auf Gefühle und nervliche Belastungen wird kaum noch Rücksicht genommen. Wenn es um die knappen Arbeitsplätze geht, herrschen Mißgunst, Neid, Haß und Abneigung vor und werden immer offener ausgelebt.

So leiden unter Mobbing vor allem Menschen, die beruflich in einem stärkeren Abhängigkeitsverhältnis stehen, darunter viele Frauen und auch viele sehr sensible und differenzierte Menschen. Nicht, daß diese Menschen von vorneherein schwach oder teamunfähig sind; oft macht erst der Mobbing-Prozeß sie im Laufe der Zeit dazu.

Welche gesundheitlichen Probleme können entstehen?

Schon nach kurzer Zeit kann die schwer zu ertragende schlechte Stimmung am Arbeitsplatz Kopfschmerzen oder Magen-Darm-Beschwerden verusachen; auch Kreislaufstörungen und Veränderungen im psychischen Bereich können auftreten. Aus diesen erst rein vegetativen Funktionsstörungen können bei anhaltendem Mobbing richtige Krankheitsbilder werden.

So können Sie sich wehren

•• Beachten Sie schon die kleinsten Anzeichen von Psychoterror. Wenn Sie Mobbing früh genug erkennen, können Sie sich besser wehren, da Sie noch nicht durch gesundheitliche Störungen geschwächt sind.
•• Halten Sie sich fern von Klatsch und Tratsch und äußern Sie sich nicht über Ihre Kollegen. Das heißt nicht, den Kontakt mit den Kollegen abzubrechen, sondern vorsichtig und zurückhaltend mit persönlichen und vertraulichen Dingen umzugehen.
•• Machen Sie sich Ihre Fähigkeiten und Ihr Können bewußt und lassen Sie sich Ihre Kompetenz von niemandem streitig machen.
•• Stärken Sie Ihr Selbstbewußtsein durch positive Erlebnisse und Erfolge. Zeigen Sie sich souverän und stehen Sie auch zu Ihren Schwächen. Niemand ist perfekt!
•• Wenn Sie bereits unter gesundheitlichen Störungen leiden, benötigen Sie Hilfe von außen. Wenden Sie sich an Ihren Arbeitgeber. Dieser ist verpflichtet, sich alle Beschwerden anzuhören und Stellung dazu zu nehmen. Oft läßt sich durch klärende Gespräche die Situation wieder normalisieren.
•• Auch der Personal- oder Betriebsrat kann Ihnen helfen und Sie in arbeitsrechtlichen Fragen beraten und unterstützen.
•• Als Mobbingopfer können Sie einen Zivilprozeß anstrengen. Allerdings, so die Erfahrung, führt das an Ihrem Arbeitsplatz eher zu mehr als zu weniger Komplikationen.

Inzwischen gibt es schon Selbsthilfegruppen und Beratungszentren, an die Sie sich wenden können, wenn Ihnen sonst niemand beisteht. Im äußersten Fall kann es sogar notwendig werden, den Arbeitsplatz zu wechseln, ehe Sie Ihre Gesundheit und Ihre Lebensfreude einbüßen.

Oh, dieses Wetter!

Sicher haben Sie auch schon einmal geschimpft, weil das Wetter nicht nach Ihrem Geschmack war. Obwohl sich normalerweise jeder gesunde Mensch bei jedem Wetter wohlfühlen sollte, dürfte immerhin ein Drittel der Bevölkerung in unseren Regionen mehr oder weniger unter dem Wetter leiden.

Ursachen der Wetterfühligkeit

Ursache für die Wetterempfindlichkeit sollen die Luftdruckschwankungen in der Atmosphäre sein.

Sie beeinflussen den Druck der Luft auf die Körperoberfläche und wirken somit auch auf die Druckverhältnisse im Körper. Man nimmt an, daß es im Gehirn ein Zentrum gibt, das auf die sich ändernden Drucksituationen reagiert und daraufhin den Druck im Kreislaufsystem verändert. Wenn also der Luftdruck abnimmt, sinkt auch der Druck im Kreislauf, und es kann zu Übelkeit, Kopfschmerzen und Abgeschlagenheit kommen.

Welche Beschwerden können auftreten?

Neben Müdigkeit, Konzentrationsstörungen, Arbeitsunlust, mißmutiger Stimmung, sowie Ein- und Durchschlafstörungen können dies verstärkte Nervosität, Vergeßlichkeit, Schwindel, Herzdruck und auch Atemnot sein. Mit zuneh-

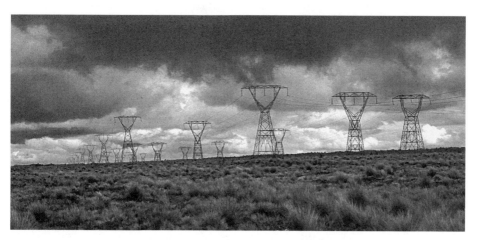

Ein Drittel der Bevölkerung leidet mehr oder weniger stark unter den Einflüssen des Wetters.

mendem Alter nimmt auch die Wetterfühligkeit zu, wobei Frauen im allgemeinen stärker betroffen sind als Männer. Ebenso sprechen Menschen mit Übergewicht oder Herz-Kreislauf-Erkrankungen und Rheuma- oder Asthmakranke stärker auf Wetterreize an.

Außerdem werden, je nach Tageszeit, die Beschwerden unterschiedlich stark empfunden. Am Vormittag beeinflußt die Witterung das Allgemeinbefinden weniger als am Nachmittag oder am Abend. Auch Narben-, Nerven- oder Phantomschmerzen verstärken sich besonders bei Wetterwechsel.

Bei ganz bestimmten Wetterlagen kommt es häufiger zu Schlaganfällen, Herzinfarkten, Thrombosen oder grippalen Infekten. Und wer hat noch nicht erfahren, wie sich Föhn, schwül-warmes Wetter, Luftdruckschwankungen, Kälteeinbrüche oder einfach zu wenig Licht in der trüben und kalten Jahreszeit auf die körperliche Befindlichkeit auswirken?

So können Sie sich vor Wetterfühligkeit schützen

Trainieren Sie die Reaktionsfähigkeit Ihres Körpers, indem Sie Ihren Kreislauf stabilisieren, Ihren Organismus entlasten und Ihr Abwehrsystem stärken.

•• Sollte Ihrer Wetterfühligkeit eine Herz-Kreislauf-Erkrankung zugrunde liegen, so versuchen Sie, sich nicht in eine Wetterabhängigkeit hineinzusteigern.

•• Seien Sie körperlich aktiv. Egal, ob Sie im Garten arbeiten, spazierengehen oder radfahren, jede Aktivität ist ein gutes Kreislauftraining.

•• Eine vitamin- und mineralstoffreiche Kost hält Sie fit und gesund.

•• Bringen Sie Ihren Kreislauf auf Trab. Trockenbürsten und gymnastische Übungen am Morgen liefern den nötigen Schwung für den ganzen Tag.

•• Kleine »Wasserspiele« wie Fußbäder, Kneippsche Güsse oder Duschen als wechselwarme Behandlungen oder mit ansteigender Temperatur stabilisieren Ihren Kreislauf.

•• Gehen Sie zur Stärkung Ihres Abwehrsystems einmal in der Woche in die Sauna.

> Und vergessen Sie nicht: Alle Maßnahmen helfen nur, wenn man sie regelmäßig anwendet.

Endlich Urlaub – so meistern Sie die Zeitumstellung

Weltweite Reisen sind heute kein Problem mehr. Aber eine Vielzahl Ihrer Körperfunktionen muß sich plötzlich umstellen und anpassen. Da Ihr Bio-Rhythmus bestimmten Gesetzen unterliegt, kommt es oft zu Beschwerden, die Ihnen unter Umständen während der ersten Tage in einem anderen Land schwer zu schaffen machen.

Welche Beschwerden können auftreten?

Die häufigsten Beschwerden sind Schlafstörungen, Müdigkeit, Kopfschmerzen, Appetitmangel, Nervosität, Verstopfung, Durchfall oder Unruhe, sowie eine deutlich sichtbare Beeinträchtigung der körperlichen Leistung und des allgemeinen Wohlbefindens.

Je weiter der Flug, desto stärker ist der Bio-Rhythmus beeinträchtigt. Vor allem der Wach-Schlaf-Mechanismus ist gestört, da Ihr Körper innerhalb von 24 Stunden nur eine Zeitverschiebung von etwa zwei Stunden verkraften kann. Für jede weitere Stunde benötigen Sie eine intensivere Anpassung.

Wie kommt es zu den Beschwerden?

Wenn Sie in westlicher Richtung über den Atlantik fliegen, gehen Sie um mehr als fünf Stunden später zu Bett. Da Sie übermüdet sind, schlafen Sie zwar schnell ein, schlafen aber in der späten Phase der ersten Nacht weniger erholsam, da diese Zeit etwa Ihrer Mit-

tagszeit zu Hause entspricht. Auch wachen Sie nachts häufig auf, was oftmals zu einem Zustand von Schlaftrunkenheit führen kann. In der dritten Nacht hat sich Ihr Körper der neuen Situation angepaßt und ein normales Schlafmuster ausgebildet; die anfänglichen Beschwerden klingen völlig ab.

Flüge in östlicher Richtung verkürzen den Tag. Fliegen Sie nachts, werden Sie im Flugzeug weniger und weniger intensiv schlafen, so daß Sie in der ersten Nacht am Urlaubsort (oder zu Hause bei Ihrer Rückkehr, z. B. aus Amerika) sogar besser schlafen können. Da der Tagesrhythmus um einige Stunden kürzer ist – es wird eher dunkel –, gehen Sie abends auch eher schlafen, obwohl Sie noch kein ausreichendes Schlafbedürfnis haben. Dadurch schlafen Sie in den wichtigen Schlafphasen nicht ausreichend, und die Folge ist eine ausgeprägte Müdigkeit am nächsten Tag. Die Anpassung Ihres Bio-Rhythmus an die östlichen Zeitzonen erfolgt langsam und benötigt einige Tage.

So bewältigen Sie die Zeitumstellung besser

Generell gilt: Reist Du nach Westen – reise spät! Reist Du nach Osten – reise früh! Leider lassen sich diese Regeln nicht immer einhalten. Daher hat sich folgendes Verhalten bewährt:

•• Wenn Sie tagsüber am Urlaubsort eintreffen, geben Sie Ihrem Schlafbedürfnis nicht nach, sondern gehen Sie erst am frühen Abend schlafen.

•• Halten Sie sich viel im Freien auf, denn das Tageslicht macht es Ihrem Körper leichter, sich dem neuen Tag-Nacht-Rhythmus anzupassen.

•• Den neuen Schlafrhythmus können Sie anfangs durch ein nicht zu starkes Schlafmittel unterstützen. Natürliche Hilfe finden Sie in Baldrian-, Hopfen- und Melissepräparaten.

•• Essen Sie Gerichte mit einem hohen Anteil an tierischem Eiweiß, das regt die Streßhormone an und macht Sie aktiver.

•• Meiden Sie Alkohol – und zwar schon während der Reise! Alkohol macht zwar müde, bringt aber keinen erholsamen Schlaf.

Bei Ihrer Rückkehr nach Hause muß sich Ihre innere Uhr erneut umstellen. Versuchen Sie deshalb, während der Nachtflüge zu schlafen, eventuell mit Unterstützung eines leichten Schlafmittels. Für die Umstellung gelten jetzt dieselben Regeln, allerdings in umgekehrter Richtung.

Bei Reisen innerhalb der Zeitzonen, also bei Reisen in nördlicher oder südlicher Richtung, treten kaum Probleme auf, die den Tag-Nacht-Rhythmus beeinträchtigen können.

So geht's mir gut

Richtig und unbeschwert atmen

•• Achten Sie auf Ihre Atmung und lernen Sie den normalen Ablauf Ihrer Atmung kennen: Einatmen – Ausatmen – Pause, Einatmen – Ausatmen – Pause. Atmen Sie dabei durch die Nase ein und langsam durch den Mund wieder aus, damit Ihre Lunge besser belüftet wird und Ihr Zwerchfell, der Haupt-Atemmuskel, beweglich bleibt. Zeigen Sie Haltung, denn eine aufrechte Körperhaltung wird Ihre Atmung zusätzlich unterstützen.

•• Körperliche Aktivität und frische Luft sind ausgezeichnete Atemantriebe. Gehen Sie täglich und bei jedem Wetter nach draußen. Beim Spazierengehen können Sie die Atemübung Einatmen – Ausatmen – Pause sehr gut durchführen. Unterstützen Sie die Dehnung des Brustkorbes durch Armbewegungen.

•• Machen Sie Urlaub, und wenn es nur einige Tage sind, an der Küste, im Gebirge oder dort, wo es Wald und Seen gibt. Wandern Sie stundenlang, das stärkt Ihre Abwehrkräfte, unterstützt die Atemtätigkeit und bringt Ihnen psychische Entspannung.

•• Lernen Sie zwischen wichtigen und unwichtigen Dingen zu unterscheiden. Atmen Sie durch, auch zwischendurch, und entspannen Sie sich. Hast und Hektik machen Sie nicht gelassener.

•• Einfachen Erkältungen beugen Sie am besten mit abhärtenden Maßnahmen vor. Gehen Sie in die Sauna, treiben Sie Sport und bewegen Sie sich viel an der frischen Luft. Tragen Sie stets wetterfeste Kleidung und achten Sie darauf, daß Sie immer warme Füße haben.

•• Sollten Sie doch einmal erkältet sein, erleichtern Ihnen bewährte Hausmittel die Atmung. Entsprechende Tees oder Säfte lösen Ihren Husten und beseitigen Heiserkeit und Atemstörungen. Lutschen Sie Pfefferminz-, Eukalyptus- oder Lakritzebonbons, gurgeln Sie regelmäßig mit Salzwasser, machen Sie sich einen Kamillenaufguß oder trinken Sie Salbeitee.

•• Achten Sie auch darauf, daß aus einem akuten Erkältungshusten keine chronische Bronchitis wird. Risikofaktor Nummer eins dafür ist das Rauchen! Hören Sie auf, auch wenn es Ihnen schwer fällt.

•• Eine echte Grippe müssen Sie immer ernst nehmen. Beugen Sie deshalb vor und lassen Sie sich im Herbst impfen.

•• Übergewicht behindert ein freies Atmen. Versuchen Sie weniger zu essen. Nehmen Sie statt drei großer Mahlzeiten täglich lieber fünf oder sechs kleinere zu sich. Stellen Sie ihre Ernährung um und verzichten Sie auf Weißmehlprodukte zugunsten von Vollkornprodukten. Schränken Sie Ihren Fett- und Alkoholkonsum ein und meiden Sie Süßigkeiten.

•• Ursache einer behinderten Nasenatmung kann eine verbogene Nasenscheidewand sein, die Sie möglichst schnell operativ korrigieren lassen sollten.

Gesunder Schlaf ist wichtig

•• Lernen Sie mit Ihren Schlafstörungen umzugehen. Versuchen Sie nicht, mit Gewalt den Schlaf zu erzwingen, sondern bringen Sie Geduld und Verständnis für die Vorgänge in Ihrem Körper auf.

•• Der Tagesablauf beeinflußt Ihren Schlaf. Achten Sie deshalb auf ein ausgewogenes Verhältnis zwischen Anspannung und Entspannung, und sorgen Sie für ausreichende geistige und körperliche Betätigung.

•• Fassen Sie wieder Vertrauen in die eigene Schlaffähigkeit und Schlafqualität. Schlaf stellt sich am besten ganz von selbst ohne Willensanstrengung ein. Angestrengtes Bemühen um den notwendigen Schlaf bleibt meistens ohne Erfolg.

•• Unterstützen Sie Ihren Schlaf durch eine gesunde Lebensweise. Betrachten Sie Ihre Ernährungsgewohnheiten und Ihren Genußmittelverbrauch kritisch. Überdenken Sie Ihre körperlichen und geistigen Aktivitäten und auch Ihr Verhältnis zu anderen Menschen.

•• Belasten Sie sich auch tagsüber körperlich ausreichend, abends stellt sich die Müdigkeit von selbst ein. Nutzen Sie deshalb jede Gelegenheit zu körperlicher Bewegung, zum einen, um genügend Energie zu verbrauchen, und zum anderen, um Ihren Stoffwechsel und Ihren Kreislauf anzuregen.

•• Fühlen Sie sich in Ihrem Bett wohl! Wählen Sie eine bequeme Matratze sowie das richtige Bettzeug. Halten Sie Ihr Schlafzimmer dunkel und die Raumtemperatur kühl.

•• Ein gutes Gewissen ist ein sanftes Ruhekissen! Klären Sie möglichst vor dem Zubettgehen alle Probleme, die Sie belasten; Diskussionen und Konflikte gehören nicht ins Schlafzimmer. Und verbannen Sie jeden Gedanken an die Arbeit aus Ihrem Schlafzimmer.

•• Wenn Sie Schwierigkeiten haben, sich vor dem Einschlafen genügend zu entspannen, versuchen Sie es mit autogenem Training.

•• Bestimmte Kräuter haben eine schlafbegünstigende Wirkung. Füllen Sie ein kleines Kissen mit einer Mischung aus Baldrianwurzeln, Kamillenblüten, Melisse und Lavendel und legen Sie es unter Ihr Kopfkissen. Auch ein Schlummertrunk aus Baldrian, Hopfen und Melisse hilft beim Einschlafen.

•• Schlaffördernd wirken auch ansteigende Vollbäder von 36 bis 39 °Celsius, ebenso ansteigende Arm- und Fußbäder.

•• Kalt angelegte Leibwickel vertreiben Schmerzen, Hitzegefühle und Blähungen; die Atmung vertieft sich, und Sie schlafen tief und fest.

Schlafdefizite – was tun?

Gehören auch Sie zu den Menschen, die unter Schlafstörungen leiden, die schlecht schlafen oder Ein- und Durchschlafstörungen haben? Dabei ist zur Aufrechterhaltung Ihrer Gesundheit und Ihres körperlichen und seelischen Wohl-

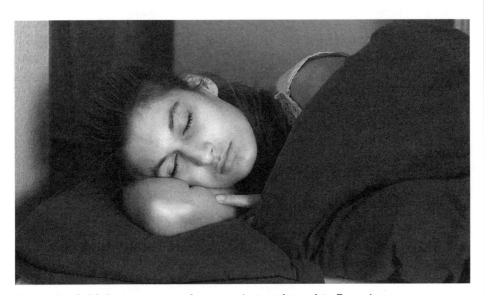

Gesunder Schlaf entspannt und regeneriert verbrauchte Energien.

befindens nicht nur genügend, sondern auch entspannter Schlaf absolut notwendig. Während der nächtlichen Erholungsphase, und das ist der Schlaf für Ihren Körper, sinkt die Körpertemperatur, der Puls wird langsamer, der Blutdruck niedriger, die Atemfrequenz nimmt ab. Ihr Körper produziert weniger Streßhormone, was für Ihre psychische und physische Erholung sehr wichtig ist. Sie regenerieren im Schlaf, bauen verbrauchte Energie ab und neue Spannkraft auf.

Das sind die Ursachen und ihre Folgen

Hoher Leistungsdruck, Hektik und Streß im Beruf, Hektik und Streß im Alltag, Doppelbelastung von Familie und Arbeit strapazieren zunehmend Ihren gesamten Organismus; Frauen sind besonders betroffen. Als Folge davon fühlen Sie sich abgespannt und nervös; Sie sind unkonzentriert und unruhig, zur Appetitlosigkeit kommen Verdauungsbeschwerden. Am meisten aber fühlen Sie sich dadurch beeinträchtigt, daß sie nicht mehr so, wie Sie es gewohnt sind, schlafen können.

So finden Sie wieder zu einer erholsamen Nachtruhe

- • Jeder Mensch hat seinen individuellen Wach- und Schlafrhythmus. Gehen Sie so zu Bett, daß es Ihrem persönlichen Schlafbedürfnis gerecht wird.
- • Schaffen Sie sich Ihr eigenes Schlafzeremoniell vor dem Einschlafen. Regelmäßig wiederkehrende Abläufe am Abend regulieren viele Funktionen und führen so zur notwendigen Ermüdung.
- • Klären Sie anliegende Probleme vor dem Schlafengehen. Ärger, Konflikte und Sorgen sind die schlimmsten Feinde des Schlafs und haben in Ihrem Schlafzimmer nichts zu suchen. Denken Sie an etwas Erfreuliches.
- • Vermeiden Sie alle Aufregungen vor dem Zubettgehen. Krimis oder Horrorfilme machen Sie eher wieder wach oder lassen sie schlecht träumen.
- • Verbannen Sie, soweit möglich, Lärm und andere Störfaktoren aus Ihrem Schlafzimmer.
- • Wie man sich bettet, so liegt man! Ihre Matratze sollte eben und hart sein, die Decke leicht und warm und das Kopfkissen ausreichend dick.
- • Schwere Speisen rufen schwere Träume hervor! Essen Sie am Abend wenig und etwas Leichtes; zwischen Abendessen und Zubettgehen sollten mindestens zwei Stunden liegen.
- • Bewegung am Abend fördert die körperliche Ermüdung. Machen Sie einen Abendspaziergang und lassen Sie den Tag ruhig ausklingen.

•• Wenn notwendig, nehmen Sie über einen kurzen Zeitraum ein leichtes Schlafmittel; gewöhnen Sie sich aber nicht daran! Ebenso zuverlässig wie auch beruhigend wirken pflanzliche Präparate wie Baldrian, Hopfen, Fenchel, Melisseblätter oder Kamille; es gibt außerdem wohlschmeckende Schlaftees.

•• Und wenn sie wirklich nicht einschlafen können? Sicher sind Ihre Füße kalt. Versuchen Sie es mit einem Fußbad, einer Dusche oder einem Vollbad.

Entspannung durch autogenes Training

Die alltäglichen Probleme und der Druck, den unsere Umgebung auf uns ausübt, machen es immer schwerer, sich psychisch genügend zu entspannen. Schnell wird es zur Gewohnheit, zu Beruhigungsmitteln zu greifen, was einen Teufelskreis in die Abhängigkeit in Gang setzt. Stellt sich nämlich die gewünschte Wirkung nicht mehr ein, erhöht man die Dosis oder nimmt ein stärkeres Medikament.

Autogenes Training ist ein geeignetes Verfahren, psychische Fehlhaltungen, nervöse Störungen und auch funktionelle Organbeschwerden schnell abzubauen. Autogenes Training entspannt und beruhigt Körper und Seele und ist frei von schädlichen Wirkungen.

Ziel des autogenen Trainings ist es, daß Sie sich, wann immer Sie möchten, durch aktive Entspannung in einen körperlichen und seelischen Ruhezustand versetzen. Um das zu erreichen, müssen Sie beständig üben. Dabei werden bestimmte Formulierungen lautlos immer wiederholt, damit sie sich – ähnlich Reflexen – ihren Weg bahnen und stets die gleichen entspannenden Effekte auslösen; man nennt das Autosuggestion.

In sechs einzelnen Übungsstufen lassen sich verschiedene Körperregionen oder Organe erfassen:
1. Stufe – Muskeln
2. Stufe – Blutgefäße
3. Stufe – Herz
4. Stufe – Atmung
5. Stufe – Bauch
6. Stufe – Kopf

Zu Beginn der Übung konzentriert man sich auf die vorgegebenen Formeln und die Auslösung des beabsichtigten Effektes in einer bestimmten Körperregion. Dabei steigert man sich vom Einfachen zum Komplizierten und übt eine neue Formel erst dann ein, wenn die einfachen Übungen bereits beherrscht werden.

Üben Sie möglichst zweimal am Tag, immer zur selben Zeit und in der gleichen Situation Ihres Tagesablaufes; anfangs genügen zwei Minuten. Wichtig sind innere Ruhe und Gelassenheit. Versuchen Sie auf keinen Fall, etwas zu erzwingen.

Wenn Sie im Liegen üben, nehmen Sie eine bequeme Rückenlage ein. Ihre Arme legen Sie locker neben den Körper mit den Handflächen nach unten, beugen Sie Ellbogen und Finger leicht, spreizen Sie die Beine etwas, wobei die Fußspitzen locker nach außen zeigen.

Wenn Sie lieber im Sitzen üben, nehmen Sie die »Droschkenkutscherhaltung« ein. Lassen Sie Ihre Wirbelsäule in sich zusammenfallen, so daß ein Katzenbuckel entsteht, und stützen Sie die gebeugten Arme auf Ihre Oberschenkel. Wenn Sie eine entspannte Position gefunden haben, schließen Sie Ihre Augen und halten Sie die Gesichtsmuskulatur bewußt locker. Stimmen Sie sich mit der Formel »Ich bin ganz locker« auf die folgenden Übungen ein:

Die *erste Übung* entspannt die Bewegungsmuskulatur. Sie wird als Gliederschwere empfunden. Lösen Sie dieses Gefühl zunächst in Ihrem rechten Arm mit dem entsprechenden Satz »Der rechte Arm ist ganz schwer« aus. Linkshänder beginnen mit dem linken Arm. Wiederholen Sie diese Formel etwa sechsmal und konzentrieren Sie sich dabei auf das Empfinden der

Schwere. Wenn es Ihnen gelingt, das Schweregefühl in einem Arm auszulösen, erweitern Sie den Bereich der Konzentration mit der Formel »Beide Arme sind ganz schwer« und anschließend »Beide Beine sind ganz schwer«. Wenn Sie beides beherrschen, können Sie die Formeln zusammenfassen: »Arme und Beine sind ganz schwer«.

Die *zweite Übung* entspannt die Blutgefäße und führt zu einer stärkeren Durchblutung der betreffenden Körperregion, was sich als Wärme bemerkbar macht. Analog zur ersten Übung lauten hier die schrittweisen Formeln »Der rechte Arm ist ganz warm« bis hin zu »Arme und Beine sind ganz warm«.

Wenden Sie diese Übung vor allem an, wenn Sie kalte Füße oder Hände haben.

Die *dritte Übung* wirkt entspannend auf die Herztätigkeit. Mit der Formel »Herz schlägt ruhig und gleichmäßig« beruhigt sich der Herzschlag, und das Herz verbessert seine Tätigkeit.

Die *vierte Übung* wirkt entspannend auf die Atmung. Atmen Sie nach Ihrem eigenen Rhythmus und lösen Sie die Entspannung mit der Formel »Atmung ganz ruhig« aus.

Die *fünfte Übung* entspannt die Bauchorgane. Konzentrieren Sie sich mit der Formel »Der Bauch ist strömend warm« auf Ihren Bauch und denken Sie dabei vielleicht an ein aufgelegtes Heizkissen.

Wenn Sie diese fünf Übungen beherrschen, wird Ihr Körper schwer und warm, Ihr Herzschlag und Ihre Atmung werden ruhig und gleichmäßig.

Mit einer *sechsten Übung,* der Übung für den Kopf, läßt sich das angenehme Gefühl von Entspannung und Wohlbefinden noch steigern. Verbinden Sie mit der Formel »Stirn ist angenehm kühl« das Empfinden eines zarten Lufthauches, der über Ihre Stirn streicht. Wenn Sie zu Kopfschmerzen neigen, verwenden Sie den Satz »Der Kopf bleibt leicht und klar«.

Beenden Sie jede Übung so, wie Sie sich morgens Räkeln. Beugen und strecken Sie Ihre Arme mehrmals kräftig und sprechen Sie dabei »Arme fest«, atmen Sie mit dem Satz »Tief atmen« einmal tief ein und aus und öffnen Sie mit »Augen auf« Ihre Augen.

Nach etwa einem halben Jahr – regelmäßiges Üben vorausgesetzt – können Sie den entspannenden Effekt mit der Zusammenfassung »Ruhe, Schwere, Wärme, Herz und Atmung ruhig, Bauch warm, Stirn kühl« herbeiführen.

Wenn Sie sich tagsüber autogenes Training beispielsweise als Mittagspause gönnen wollen, sollten

Sie alle Übungen nacheinander einsetzen. Zum Einschlafen lassen Sie die Formel »Stirn ist angenehm kühl« weg und verzichten auf das Räkeln.

Optimal erlernen Sie das autogene Training unter der Anleitung eines Arztes oder eines Psychologen.

So ist Ihr Wärmehaushalt ausgeglichen

Wechselnde Wärme- und Kältereize trainieren Ihren Wärmehaushalt. Ist Ihr Temperaturempfinden gestört, sollten Sie es täglich durch abhärtende Maßnahmen regulieren.

- • Stubenhocker frieren leichter! Nehmen Sie sich täglich mindestens 15 Minuten Zeit für einen Spaziergang. Die frische Luft übt über Wärme- und Kälterezeptoren in der Gesichtshaut den notwendigen Reiz und Trainingseffekt aus.
- • Richtige Kleidung spielt eine große Rolle! Gehen Sie im »Zwiebellook«, und tragen Sie mehrere Kleidungsstücke übereinander, damit sich zwischen den verschiedenen Stoffschichten gut isolierende Luftschichten bilden können. Bevorzugen Sie Naturmaterialien, da hier der Luftaustausch besser ist.
- • Kalte Füße sind oft das Zeichen eines gestörten Wärmehaushal-

tes. Trainieren Sie bei kalten Füßen systematisch über einen längeren Zeitraum die Durchblutung Ihrer Beine mit Wechselfußbädern oder Fußbädern mit ansteigender Temperatur. Vergessen Sie dabei nicht, jedes Fußbad mit einem kalten Guß zu beenden.

•• Bewegen Sie sie regelmäßig, wenn Sie kalte Füße haben; treiben Sie Sport oder machen Sie Fußgymnastik. Achten Sie auf passende Fußbekleidung, tragen Sie Woll- oder Baumwollsocken und gutes Schuhwerk.

•• Ein gutes Raumklima schafft Behaglichkeit. Sorgen Sie mehrmals täglich durch ein kurzes Öffnen der Fenster für die notwendige Sauerstoffzufuhr und achten Sie auch auf die richtige Raumtemperatur. Während in Wohn- und Arbeitsräumen die Temperatur etwa 20 bis 22 °Celsius betragen kann, sollte das Schlafzimmer nach Möglichkeit kühl sein.

•• Wer leicht friert, schwitzt oder zu kalten Füßen neigt, erkältet sich leichter. Lassen Sie sich deshalb nicht anhusten oder annießen und vermeiden Sie in Grippezeiten große Menschenansammlungen. Schütteln Sie niemandem die Hand, auch wenn es unhöflich erscheint. – Unterstützen Sie Ihr Abwehrsystem durch eine entsprechende Ernährung. Essen Sie sehr viel Obst, Gemüse und Rohkost. Die darin enthaltenen Vitamine schützen Sie vor Erkältungskrankheiten.

•• Achten Sie schon bei Ihren Kindern darauf, den Wärmehaushalt zu trainieren. Meistens sind Kinder zu warm angezogen, mit der Folge, daß sich ihr Organismus Kältereizen nicht genügend anpassen kann. Sorgen Sie dafür, daß Ihre Kinder vernünftig angezogen sind und daß sie sich täglich für mehrere Stunden im Freien aufhalten.

Frieren muß nicht sein

Damit Sie sich in Ihrer Haut wohl fühlen und Ihr Organismus optimal funktioniert, benötigen Sie eine relativ konstante Körpertemperatur. Diese »Betriebstemperatur« liegt bei etwa 37 °Celsius. Die Anpassung an die Außentemperatur, die Sie umgibt, übernehmen Ihre Gefäße. Bei Kälte stellen sich die Hautgefäße enger, um den Wärmeverlust gering zu halten. Bei Wärme werden die Hautgefäße weit und geben durch Stoffwechselvorgänge entstandene Wärme nach außen ab; so entsteht kein Wärmestau. Je trainierter Ihre Gefäße sind, desto gleichmäßiger ist auch Ihre Körpertemperatur.

In den Übergangszeiten, also im Herbst und im Frühjahr, ist die Anpassungsfähigkeit Ihres Körpers besonders gefordert, da die Außentemperaturen stark schwanken. Ihre Körpertemperatur ist außerdem noch auf winterliche Verhältnisse – wärmende Kleidung sowie beheizte Räume – oder sommerliche Verhältnisse eingestellt. Frösteln und Frieren sind die Folge, Ihr Wohlbefinden ist erheblich gestört, und es können sich Husten, Schnupfen, Heiserkeit, Bronchitis, grippale Infekte oder Nieren- und Blasenerkrankungen einfinden.

Jetzt versucht Ihr Körper, seine Kerntemperatur dadurch zu erhöhen, daß er stark zu zittern beginnt. Dieses Muskelzittern wird durch Reflexe ausgelöst und bringt Ihren ganzen Körper ohne Ihr bewußtes Zutun in Bewegung. Diese Bewegung schafft Wärme, und die »Heizung« Ihres Körpers läuft auf Hochtouren. Zusätzlich wird der Stoffwechsel angekurbelt, Nährstoffe vermehrt zu Energie verbrannt und somit die Wärmeproduktion gesteigert.

So trainieren Sie Ihre Hautgefäße

- • Stubenhocker frieren leichter! Gehen Sie deshalb täglich und bei jedem Wetter an der frischen Luft spazieren.
- • Ziehen Sie sich wettergerecht an. Je kälter es draußen ist, desto besser schützt Sie der sogenannte »Zwiebellook«. Ziehen Sie mehrere Kleidungsstücke

übereinander an – dadurch können sich dazwischen gut isolierende Luftschichten bilden.

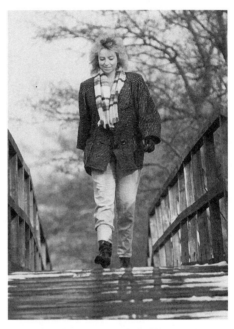

Spaziergänge an der frischen Luft sind gerade im Winter besonders wichtig.

- • Wasserreize trainieren die Temperaturfühler Ihrer Haut am besten. Verordnen Sie sich selbst Wechselfußbäder und -duschen. Duschen Sie sich nach jedem Baden kalt ab oder gehen Sie Wassertreten.
- • Schwimmen oder Radfahren ist das beste Training.
- • Gehen Sie regelmäßig in die Sauna.
- • Ernähren Sie sich gesund und essen Sie fettarm; trinken Sie ausreichend Mineralwasser.

31

•• Gewöhnen Sie sich das Rauchen ab!

> Überlassen Sie Abhärtung und Gefäßtraining nicht dem Zufall. Nur wenn Sie die vorbeugenden Maßnahmen regelmäßig und systematisch durchführen, haben Sie die Garantie dafür, daß Ihr Wärmehaushalt ohne Probleme funktioniert.

Barfuß laufen – die reinste Wohltat!

Unsere Füße tragen nicht nur eine große Last, sie sind auch für unsere Fortbewegung verantwortlich. Aber wir behandeln sie wie Stiefkinder unseres Körpers. Wir zwängen sie in mehr oder weniger passendes Schuhwerk, wechseln die Strümpfe zu selten und pflegen unsere Füße einfach nicht ausreichend.

Die *Folgen:* Müde und schmerzende Füße, geschwollene Knöchel und Waden, Druckstellen, Hühneraugen, Hornhaut und verkrümmte Zehen, aber auch blaue Flecken oder Krampfadern bereiten so manchem Qualen.

Tun Sie Ihren Füßen etwas Gutes!

Wenn Ihre Füße nach einem langen Tag oder vom vielen Gehen oder Stehen müde sind, kann ein kaltes Fußbad Wunder wirken: Nehmen Sie Wasser mit einer wohlig empfundenen Temperatur von

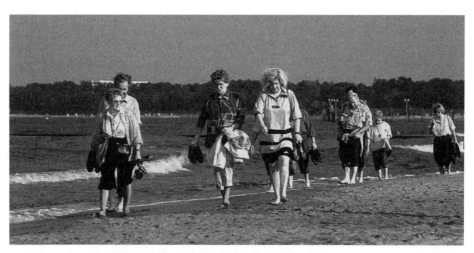

Tun Sie Ihren Füßen etwas Gutes:
Laufen Sie ab und zu barfuß und gehen Sie Wassertreten.

etwa 33 bis 35 °Celsius und kühlen Sie das Fußbad durch Hinzugießen von kaltem Wasser ab. Sie können Ihre Füße aber auch gleich ins kalte Wasser stellen, wobei Sie sich durch mehrmaliges Herausheben der Füße an die Temperatur gewöhnen. So ein Fußbad sorgt für eine bessere Durchblutung, die angestaute Flüssigkeit wird ausgeschwemmt, und Ihre Füße sind anschließend angenehm warm.

Auf Wanderungen bietet sich draußen in der Natur oft ein Bach oder ein Seeufer für solch ein Fußbad an.

Versuchen Sie's mit Wassertreten

Wassertreten ist wohl eine der bekanntesten Kneipp-Methoden, die Sie überall ohne großen Aufwand ausführen können. Voraussetzung ist jedoch, daß Ihre Füße warm sind. Stolzieren Sie beim Wassertreten wie ein Storch, heben Sie die Füße abwechselnd ganz aus dem Wasser heraus und richten Sie die Fußspitzen nach unten. Auch hierbei entwickelt sich nach der Anwendung ein angenehmes Wärmegefühl.

Verliert sich das anfangs zu spürende Kältegefühl nicht, müssen Sie Ihre Füße kräftig abrubbeln, schnell gehen oder einen kleinen Lauf einlegen.

Regelmäßiges Wassertreten härtet ab, beugt Erkältungskrankhei-

ten vor, schafft warme Füße, verbessert Krampfaderbeschwerden und strafft die Haut.

An der Ostseeküste können Sie beispielsweise das ganze Jahr über Wassertreten, ein Strandspaziergang regt Sie gerade dazu an. Nach dem Wassertreten brauchen Sie nur den Sand von Ihren Füßen abzustreifen, Strümpfe und Schuhe über die noch feuchten Füße zu ziehen und weiterzugehen. Schnell stellt sich ein Wärmegefühl ein, und Sie haben den ganzen Tag herrlich warme und »glückliche« Füße.

Keine kalten Füße – Wechselbäder und Wassertreten

Gehören Sie auch zu den Menschen, die selbst im Sommer kalte Füße haben? Kalte Füße sind aber kein Schicksal, mit dem Sie sich abfinden müssen. Oft sind Bewegungsmangel, falsches Schuhwerk, kalte Fußböden oder mangelnde Abhärtung des gesamten Körpers die Ursachen. Aber auch organisch bedingte Durchblutungsstörungen, wie sie bei »Raucherbeinen« vorkommen, können verantwortlich für kalte Füße sein. Da aber aller Wahrscheinlichkeit nach nur Ihr Körper nicht mehr richtig auf Warm- oder Kaltreize antwortet, können Sie selbst einiges dagegen tun.

Das können Sie selbst tun

•• Bewegen Sie Ihre Füße kräftig, das erwärmt sie.

•• Reiben Sie Ihre Füße solange kräftig mit beiden Händen oder mit einem Handtuch, bis sie sich vollständig warm anfühlen.

•• Regen Sie die Durchblutung Ihrer Beine mit temperaturansteigenden Fußbädern an, was gleichzeitig ein gutes Gefäßtraining ist. Erhitzen Sie dazu ein normal temperiertes Fußbad langsam auf etwa 39 bis 42 °Celsius, indem Sie über einen Zeitraum von etwa 15 Minuten dem Fußbad beständig heißes Wasser zugießen. Beenden Sie das Fußbad in jedem Fall mit einem kalten Guß. Bei chronisch kalten Füßen sollten Sie über einen längeren Zeitraum täglich mindestens ein Fußbad machen.

•• Auch Wechselfußbäder können Ihnen helfen. Stellen Sie Ihre Füße circa drei bis vier Minuten in warmes Wasser und wechseln Sie dann für etwa 10 bis 15 Sekunden in kaltes Wasser über. Beenden Sie auch hier das Fußbad mit einem kalten Reiz, indem Sie Ihre Füße zuletzt ins kalte Wasser tauchen oder Unterschenkel und Füße kalt abgießen.

•• Wassertreten in kaltem oder wechselwarmem Wasser hält Ihre Füße den ganzen Tag über angenehm warm. Sollten Sie sich im Urlaub an einer Küste aufhalten, müssen Sie Wassertreten unbedingt in Ihr persönliches Erholungsprogramm aufnehmen.

•• Kneipp-Güsse, die Sie mit kaltem Wasser aus Töpfen oder Schläuchen selbst durchführen können, fördern ebenfalls die Durchblutung Ihrer Füße. Achten Sie allerdings immer darauf, daß Ihre Füße vor dem Guß angewärmt oder warm sind.

Auch wenn es bequem erscheint, behandeln Sie Ihre chronisch kalten Füße nicht mit Wärmflaschen oder Heizkissen, denn diese passiven Maßnahmen können keinen ausreichenden Gefäßreiz auslösen; die Wärme ist zu gering und wirkt nur kurzfristig, was Störungen Ihres Wärmehaushalts nicht beseitigt. Haben Sie allerdings nur hin und wieder einmal kalte Füße, kann eine Wärmflasche durchaus wohltuend und hilfreich sein.

Ohne Schweiß kein Preis?

Schwitzen ist normal und sogar lebenswichtig, denn es ist die einzige Möglichkeit Ihres Körpers, trotz schwankender Außenbedingungen eine konstante Temperatur von 37 °Celsius zu gewährleisten.

Durch Flüssigkeitsabgabe über die Haut schützen Sie sich vor

Überhitzung. Starke Wärmeeinwirkung von außen oder eine vermehrte Wärmeproduktion im Körper bewirken eine Erhöhung der Temperatur, die durch Abgabe von Schweiß über die Haut ausgeglichen wird. Physiologisch entsteht dabei eine Verdunstungskälte, die bei weitgestellten Hautgefäßen zu einer Abkühlung führt.

Um der Aufgabe des Temperaturausgleichs nachzukommen, besitzt die Haut auf der gesamten Körperoberfläche unzählige Schweißdrüsen. Bestimmte Körperregionen wie Achselhöhlen, Handinnenflächen, Fußsohlen, Kopfhaut sowie Genitalbereich weisen vermehrt Schweißdrüsen auf. Auch Bereiche, an denen sich Hautflächen berühren, schwitzen stärker. Bei normalen Temperaturverhältnissen sondern Sie täglich mehr als einen halben Liter Schweiß ab. Unter extremen Wärmebedingungen kann diese Menge auf bis zu zehn Liter am Tag ansteigen.

Das sollten Sie tun, wenn Sie übermäßig Schwitzen

•• Trinken Sie ausreichend, täglich mindestens eine Flasche Mineralwasser. Schweiß entzieht dem Körper nicht nur Wasser, sondern auch Mineralstoffe. Umso mehr Sie schwitzen, desto mehr müssen Sie trinken, um den Verlust von Wasser und Mineralien zu ersetzen.

•• Nehmen Sie es übergenau mit Ihrer Hygiene! Schweiß wird durch Bakterien zersetzt und riecht dann unangenehm. Übertreiben Sie es aber nicht, da Sie durch zuviel Wasser wiederum den Säureschutzmantel Ihrer Haut schädigen können, was zu Hautreizungen und -schädigungen führen kann.

•• Deos halten frisch, begrenzen aber lediglich für etwa vier bis sechs Stunden die Entstehung übelriechender Zersetzungsprodukte.

•• Tragen Sie hautfreundliche Kleidung aus Naturfasern, die einen Teil des Schweißes aufnehmen kann. Tägliches Wäschewechseln ist Pflicht!

•• Verwenden Sie Körperpuder. Er sorgt dafür, daß die Haut an den vom Schweiß besonders betroffenen Stellen trocken bleibt.

•• Machen Sie Wasseranwendungen. Damit können Sie Ihrem Körper im Lauf der Zeit das Schwitzen einfach abgewöhnen. Die Anwendungen sollten weder zu kalt noch zu heiß sein. Beenden Sie temperaturansteigende und wechselwarme Wasseranwendungen mit einem Kaltwasserreiz, denn er bewirkt eine Weitstellung der Hautgefäße und damit eine gute Durchblutung. So können Sie Ihre Schweißdrüsen trainieren und Temperaturreizen besser anpassen.

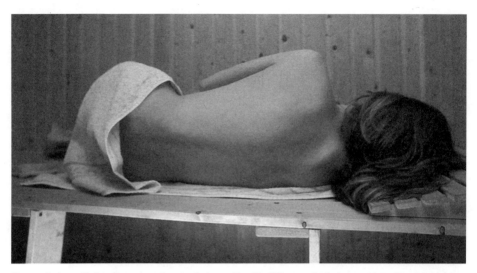

Der wöchentliche Saunagang trainiert die Gefäße und aktiviert den Kreislauf.

•• Gehen Sie regelmäßig in die Sauna und verbessern Sie damit die Anpassungsfähigkeit Ihres gesamten Körpers (s. dazu auch S. 37: »So saunen Sie richtig«).

•• Überprüfen Sie Ihre Eßgewohnheiten, denn Alkohol, Tee, Kaffee und scharfe Gewürze sind schweißtreibend.

•• Salbei wirkt hemmend auf die Schweißproduktion. Trinken Sie deshalb regelmäßig abends ein Glas Salbeitee.

> Grundsätzlich gilt: Wer viel trinkt, der schwitzt auch viel. Heiße Getränke treiben den Schweiß auf die Stirn, scharf gewürzte Speisen heizen von innen.

Sauna hält fit

Um den Winter gut und gesund zu überstehen, sollten Sie Ihre Abwehrkräfte trainieren. Neben einer vitaminreichen Ernährung sind alle Anwendungen, die Warm- und Kaltreize auslösen, das beste Mittel, um sich während der sonnenärmen Jahreszeit fit zu halten. Nehmen Sie die Sauna, das trockene Schwitzbad, in Ihr persönliches Gesundheitsprogramm auf.

Ein finnisches Sprichwort sagt: »Wer bis zur Sauna gehen kann, kann auch hineingehen!« Und so gibt es nur wenige Erkrankungen, die Ihnen das Saunabaden verbieten. Im Gegenteil, oft ist die Sauna eine gute und unterstützende Maßnahme. Wenn Sie sich nicht sicher sind, befragen Sie Ihren Arzt.

Ein gesunder Mensch kann ein- bis zweimal wöchentlich die Sauna besuchen. Die trockene Wärme und die anschließenden Wasseranwendungen trainieren nicht nur Ihre Gefäße und Ihren Kreislauf. Ihre Haut regeneriert schneller, Ihre Atmung wird aktiviert, und die Funktion Ihrer Schleimhäute verbessert sich. Ihr Körper wird entschlackt und entgiftet, sowie die Schweißproduktion angeregt und Ihr Wärmehaushalt ins Gleichgewicht gebracht. Ihr Körper und Ihre Psyche werden insgesamt widerstandsfähiger; die Sauna hat eine positive Wirkung auf den gesamten Organismus.

So saunen Sie richtig

Wenn Sie mit dem Saunabaden beginnen, sollten Sie sich die ersten Male nicht zuviel vornehmen, sondern sich langsam steigern.

- • Bereiten Sie sich auf den Aufenthalt im Hitzeraum vor. Zuerst unter der warmen Dusche reinigen, dann anschließend abtrocknen, denn man betritt den Saunaraum mit trockener Haut. Nach dem Abtrocknen sollten Sie sich angenehm warm fühlen und auch keine kalten Füße haben. Wenn nicht, vorher noch ein Fußbad nehmen.
- • Wählen Sie im Saunaraum die für Sie richtige Temperatur. Die Temperatur nimmt nach oben

hin zu, auf der obersten Bank beträgt die Temperatur meist über 90 °C. Als Saunaanfänger sollten Sie auf der unteren oder mittleren Bank beginnen.
- • Bleiben Sie nicht zu lange in der Sauna. Sie müssen sich dabei nicht unbedingt nach der Uhr richten, sondern Sie verlassen am besten dann den Raum, wenn Ihnen die ersten Schweißtropfen auf die Stirn treten.
- • Kühlen Sie sich nach einem Saunagang unter der Dusche ab. Beginnen Sie herzfern, also mit dem rechten Bein und dem rechten Arm. Als Sauna-Profi können Sie nach dem Abkühlen auch in das kalte Tauchbecken springen, um den Kreislauf möglichst intensiv anzuregen und zu reizen.
- • Gönnen Sie sich nach jedem Saunagang eine Ruhepause im Ruheraum und beginnen Sie den nächsten Gang wieder gut abgetrocknet.
- • Legen Sie sich nach dem letzten Saunagang vor dem Nachhauseweg gut zugedeckt zu einer Nach-Ruhe auf eine Liege und lassen Sie Ihren Körper »nachdünsten«. Sie werden bald merken, wie entspannend das wirkt und wie wohl Sie sich anschließend fühlen.

Erfrischt, ganz entspannt und körperlich fit verlassen Sie anschließend die Sauna.

37

Radfahren ist das beste Kreislauftraining

Radfahren hat einen großen gesundheitlichen Wert. Selbst wenn Sie sich als unsportlich einschätzen oder sich nur wenig körperlich belasten dürfen, können Sie durch Radfahren Ihren Kreislauf trainieren und sich Bewegung verschaffen. Sie können – je nach Tempo – dabei ins Schwitzen kommen, Ihre Pulsfrequenz steigern, Ihre Atmung beschleunigen und die Gelenke Ihrer Beine bewegen.

Wenn Sie mit Ihrem Fahrrad die Stadt hinter sich lassen und auf Feld- und Waldwegen fahren, erleben Sie nebenbei auch die Schönheiten der Natur. Sie können unbeschwert und frei atmen, Freude und Gelöstheit empfinden und damit auch etwas für Ihr seelisches Gleichgewicht tun.

So machen Sie es richtig

- Achten Sie schon beim Kauf Ihres Fahrrades darauf, daß Sie sich darauf wohlfühlen und es Ihrem Sicherheitsbedürfnis entspricht.
- Ändern Sie die Griffposition an der Lenkstange so, daß Sie keine Krämpfe in den Händen bekommen.
- Nehmen Sie auf dem Fahrrad eine möglichst aufrechte Sitzposition ein, um Rückenschmerzen zu vermeiden.

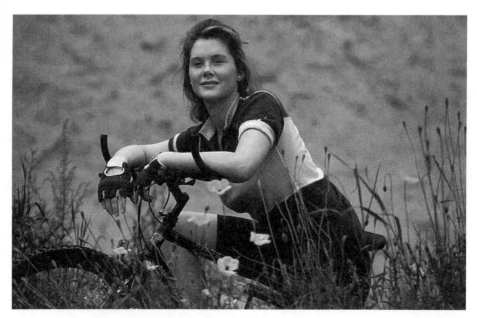

Radfahren in der Natur entspannt Körper und Seele.

•• Wählen Sie einen bequemen Fahrradsattel und stellen Sie ihn – zur Entlastung der Wirbelsäule – auf die für Sie richtige Höhe ein.

•• Mit einer Gangschaltung können Sie die Tretfrequenz variieren. Eine höhere Tretfrequenz schont Ihre Gelenke und vermeidet Schmerzen in den Knien.

•• Beim Bergauffahren sollten Sie öfter einmal »im Stehen« fahren, um Ihre Gelenke unterschiedlich zu belasten.

•• Damit Sie nach der ersten längeren Fahrradtour keinen Muskelkater bekommen, nehmen Sie am besten ein warmes bis heißes Vollbad mit einem durchblutungsfördernden und beruhigenden Zusatz. Stellt sich der Muskelkater trotzdem ein – das Bad einfach mehrmals wiederholen!

•• Sind die Muskelschmerzen besonders ausgeprägt, können Sie die betreffenden Partien mit einer durchblutungsfördernden und entkrampfenden Spezialsalbe einreiben.

Denken Sie daran: Der Trainingseffekt für den Körper und für Ihren Kreislauf stellt sich erst nach einer gewissen Zeit ein. Lassen Sie sich also durch einen Muskelkater nicht vom Radfahren abbringen.

Wandern als körperlicher Ausgleich

Zahlreiche Krankheiten lassen sich auf Bewegungsmangel zurückführen, denn mangelnde Bewegung beeinflußt fast alle Körperfunktionen ungünstig. Die Folgen können vielfältig sein: diese reichen von Muskelverspannungen, Kopfschmerzen, Schlafstörungen, Verdauungsbeschwerden bis hin zu Übergewicht; es können auch Herzbeschwerden, Bluthochdruck, erhöhte Blutfettwerte, psychische Unruhe und Gereiztheit auftreten.

Bedingt durch die körperlichen Beschwerden erhöht sich die Unlust zu körperlicher Aktivität. Um diesen Kreislauf zu durchbrechen und um sich wieder gesund und wohl zu fühlen, sollten Sie unbedingt einen körperlichen Ausgleich schaffen. Eine Möglichkeit, die nur wenig Aufwand erfordert, ist das Wandern. Dabei ergänzen sich sanfte Belastung und Ausdauertraining, und es besteht keine Gefahr, daß Sie Ihre Bänder und Gelenke sowie Ihren Kreislauf oder Ihr Atemsystem überlasten.

Darauf sollten Sie achten

•• Tragen Sie eine der Witterung entsprechende Kleidung, achten Sie vor allem auf geeignete Schuhe.

•• Wandern Sie bei jedem Wetter und zu jeder Jahreszeit.

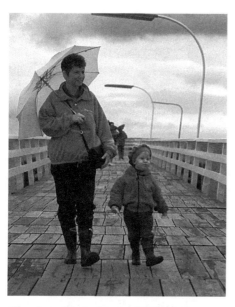

*Wandern Sie bei jeder Witterung,
denn Bewegung an frischer Luft beugt
vielen Krankheiten vor.*

- • Beginnen Sie am besten damit, daß Sie zweimal wöchentlich ca. 30 Minuten unterwegs sind, und dehnen Sie später Strecken und Zeiten je nach Lust aus.
- • Richten Sie sich bei Ihrer Wandergeschwindigkeit ganz nach Ihrem persönlichen Empfinden und nach Ihrem Gesundheitszustand.
- • Länger dauernde Wanderungen über mehrere Stunden tun nicht nur Ihrem Körper, sondern auch Ihrer Seele gut. Machen Sie zwischendurch ruhig einmal eine Pause – der Wechsel zwischen Spannung und Entspannung ist wichtig für Ihren Körper.
- • Wenn Sie auf Ihren Wanderungen an Seen oder Bächen vorbeikommen, nutzen Sie die Gelegenheit, zusätzlich etwas für Ihre Gesundheit zu tun: gehen Sie Wassertreten. Diese Kneipp-Methode ist erfrischend und vermittelt auch ein angenehmes Wärmegefühl. Ihre Füße danken es Ihnen.
- • Nehmen Sie vorsichtshalber auf Ihren Wanderungen Salben und Pflaster mit, um wunde Stellen und schmerzende Füße rechtzeitig zu behandeln.
- • Tun Ihre Füße weh, legen Sie eine kleine Pause ein und lagern Sie Ihre Füße für einige Minuten hoch.
- • Gönnen Sie Ihren Füßen nach jeder Wanderung ein wechselwarmes oder ansteigendes Fußbad. Beenden Sie das Bad nach etwa 15 Minuten mit einem kalten Guß; belebend wirken auch Knie- und Oberschenkelgüsse.
- • Massieren Sie abschließend Ihre Füße mit einem hautpflegenden Öl oder einer Creme, dann sind Sie wieder fit für Ihre nächste Wanderung.

Gesund durchs Jahr

Die sportliche Frühjahrskur

Wenn es im Frühjahr wieder wärmer wird und die Tage länger werden, hält Sie wahrscheinlich nichts mehr in der Wohnung. Vielfältige Reize, wie Luft und Wind, Licht und Sonne, Kälte und Wärme, geben Ihnen die Möglichkeit, Ihre Gesundheit zu festigen und Ihren Körper auf den Sommer vorzubereiten.

•• Gehen Sie schon in den ersten Frühlingswochen ins Freie, ganz egal, wie die Witterung ist. Mit Spaziergängen, Radfahren oder Wanderungen können Sie die überflüssigen Pfunde des Winters wieder loswerden. Daneben ist Spazierengehen in der aufblühenden Natur auch Balsam für die Seele.

•• Achten Sie aber darauf, daß Sie sich nicht überfordern, denn nach einem langen Winter sind Ihre Muskeln noch nicht auf verstärkte Aktivitäten vorbereitet. Wenn Sie aber doch einen Muskelkater bekommen, können Ihnen in der Temperatur ansteigende Vollbäder helfen. Schließen Sie mit einer Kaltwasseranwendung ab, um einen länger anhaltenden Durchblutungsreiz auszulösen.

•• Ernähren Sie sich gesund und der Jahreszeit entsprechend, mit viel frischem Obst und Gemüse, Vollkornprodukten und fettarmen Fleisch. Damit gehen Sie nicht nur gegen die Frühjahrsmüdigkeit, sondern auch gegen Ihren Winterspeck an; im Sommer sollen Bikini und Badehose »sitzen«.

•• Härten Sie sich mit regelmäßigen Wasseranwendungen ab. Nehmen Sie Fußbäder, warme oder wechselwarme Duschen oder Vollbäder. Schließen Sie immer kalt ab, das verbessert die Durchblutung der Hautgefäße und löst ein angenehmes Wärmegefühl aus.

•• Tägliches Trockenbürsten am Morgen, gleich nach dem Aufstehen, verleiht Ihnen Frische und Spannkraft und aktiviert Ihren Kreislauf. Bürsten Sie Ihren Körper täglich etwa fünf bis zehn Minuten und machen Sie anschließend einige gymnastische Übungen bei geöffnetem Fenster. Eine kalte Dusche nach dem Trockenbürsten ist ein zusätzlicher Weckreiz.

•• Gehen Sie regelmäßig einmal pro Woche in die Sauna, das entschlackt nicht nur, sondern beugt auch Grippe und Erkältungskrankheiten vor.

•• Nach dem langen Winter sind Ihre Schleimhäute ausgetrocknet. Mit Nasenspülungen und Gesichtsgüssen können Sie dem begegnen, dabei gleichzeitig die Abwehrkraft stärken und einem Schnupfen vorbeugen.

Blütezeit – Heuschnupfenzeit

Gehören Sie auch zu den sechs Millionen Bundesbürgern, für die die Blütezeit jedes Jahr eine Qual ist? Von Frühjahr bis Herbst schwirren die unterschiedlichsten Blütenpollen durch die Luft und können als Allergene zu Heuschnupfen führen, einer allergischen Reaktion an den empfindlichen Bindehäuten der Augen sowie den Schleimhäuten von Nase, Rachen und der Atemwege. Die Reaktionen reichen von harmlosen, aber lästigen Nießanfällen, tropfender Nase, geröteten Augen bis hin zu plötzlich auftretender Atemnot oder dramatischen Asthma-Anfällen.

Ein Heuschnupfen ist eine allergische Reaktion auf blühende Gräser, Sträucher und Bäume, die in jedem Alter auftreten kann; vorwiegend sind allerdings jüngere Menschen zwischen 15 und 30 Jahren betroffen. Selbst wenn Sie sonst nicht zu allergischen Reaktionen neigen, kann aus heiterem Himmel irgendein Frühjahr Ihr erstes »Heuschnupfenjahr« sein.

Was können Sie tun, um Ihre Heuschnupfenzeit besser zu überstehen?

Mit einem Test, der bei einem Allergologen durchgeführt wird, läßt sich in den meisten Fällen der Quälgeist genau herausfinden; dadurch haben Sie die Möglichkeit, besser vorzubeugen.

Der Pollenflug-Kalender, den Sie kostenlos in Apotheken oder bei Ihrem Hausarzt erhalten, gibt Ihnen einen Überblick über die wahrscheinlichen Pollenflugzeiten der hauptsächlichen Blüten. Er informiert Sie außerdem über regionale Unterschiede, Wetterlagen, Erwärmung, Windheftigkeit und Windrichtungen. Mit Hilfe dieses Kalenders können Sie sich rechtzeitig auf allergische Reaktionen einstellen.

Während der »Hochsaison« erfahren Sie die neuesten Pollenflug-Informationen über Radio, Tageszeitung oder den Ansagedienst der Deutschen Telekom.

Insbesonders trockene und/oder windige Tage können zur Eskalation Ihrer Beschwerden führen. An solchen Tagen sollten Sie sich möglichst wenig im Freien bewegen, Ihre Zimmerfenster geschlossen halten und Ihre Räume nur in den späten Abendstunden lüften.

Schließen Sie Ihr Schlafzimmerfenster in den frühen Morgenstunden, da ab 4 Uhr früh der Pollenflug besonders stark einsetzt.

Auch wenn blühende Wiesen noch so schön fürs Auge sind, meiden Sie sie und verzichten Sie Ihrem Wohlbefinden zuliebe auf Spaziergänge.

Da sich der Pollenstaub auch in der Kleidung festsetzt, ist es sinnvoll, die Kleidungsstücke, die Sie im Freien getragen haben, zu wechseln; Sie sollten diese Kleider außerdem – auch wenn Ihnen diese Empfehlung sehr aufwendig erscheint – täglich waschen. Ebenso sammelt sich Blütenstaub in Ihren Haaren und auf Ihrer Haut, und Sie können die Pollenbelastung durch tägliches Haarewaschen und Duschen mindern.

Schützen Sie Ihre Augen, um zusätzlichen Reizzuständen vorzubeugen, beispielsweise durch eine dunkle Sonnenbrille.

Sollten Sie beruflich längere Zeit mit Ihrem Auto unterwegs sein, halten Sie während der Fahrt die Fenster möglichst geschlossen und schalten Sie nicht den Ventilator ein. Unter Umständen ist für Sie sogar die Investition in eine Klimaanlage mit einem entsprechenden Pollenfilter sinnvoll.

Gibt es eine Heilung?

Mit dem Ergebnis des bereits erwähnten Allergietests kann bei Bedarf nach strengen Kriterien eine gezielte Desensibilisierung durchgeführt werden, das heißt, Ihr Körper wird gegen die entsprechenden Pollen unempfindlich gemacht. Dabei werden Ihnen gerade die Substanzen, die Ihre Allergie hervorrufen, als Antigene in langsam steigender Dosis und in bestimmten Abständen durch Spritzen zugeführt. Für Kinder steht diese Behandlung in Form von Tropfen zur Verfügung.

Die Behandlung, Hyposensibilisierung genannt, wird in der pollenfreien Jahreszeit, also in den späten Herbst- und Wintermonaten, durchgeführt. Sie wird solange fortgesetzt, bis eine Besserung Ihrer Beschwerden oder eine völlige Beschwerdefreiheit eintritt. Unter Umständen kann dieses Ziel erst nach zwei bis drei Jahren erreicht werden.

Fit im Sommer

Sind die Sommermonate für Sie der Höhepunkt des Jahres? Sie haben Urlaub, Sie freuen sich auf Entspannung und auf körperliche

Aktivitäten. Die langen Tage und das helle Licht regen Sie emotional an. Sie fühlen sich randvoll mit Energie und Spannkraft, um die Probleme des Alltags zu meistern.

So bleiben Sie während der Sommermonate gesund

•• In der richtigen Dosierung beeinflussen die ultravioletten Sonnenstrahlen die vielen Regelmechanismen Ihres Körpers positiv und stärken somit Ihre Abwehrkräfte.

•• Vermeiden Sie auf jeden Fall einen Sonnenbrand. Ein Sonnenbrand ist nichts anderes als eine entzündete Verbrennung der Hautoberfläche, die Sie nicht nur in Ihrem Wohlbefinden für einige Tage beeinträchtigt, sondern auch Ihre Haut nachhaltig schädigt.

•• Schwimmen Sie, so oft Sie können; die Bewegung im Wasser tut Ihrem ganzen Körper gut.

•• Schwimmen Sie nur solange, wie Sie nicht frieren, damit Sie sich nicht erkälten oder gar eine Nieren- oder Blasenerkrankung bekommen.

•• Nutzen Sie die frische Luft zu verstärkten sportlichen Aktivitäten. Achten Sie aber darauf, daß Sie sich nicht überanstrengen, sondern dosieren Sie die körperliche Belastung sehr genau nach Ihren individuellen Bedürfnissen.

•• Überanstrengte Muskeln oder Gelenke sprechen gut auf Rotlicht, ansteigende Bäder oder Einreibungen an. Auch kalte Wickel, die sich auf Ihrer Haut nach kurzer Zeit erwärmen müssen, können Ihnen helfen.

•• Achten Sie auf Ihre Ernährung. Essen Sie fettarm und abwechslungsreich, viel Obst, Gemüse, Quark und mageres Fleisch. Dadurch halten Sie sich fit und werden den »Winterspeck« los. Trinken Sie genügend Flüssigkeit, denn Sonnenbaden trocknet aus.

> Nutzen Sie die langen Sommerabende für beschauliche Stunden im Freien und denken Sie daran: Der nächste Winter kommt bestimmt.

Sonne und Wasser genießen

Sicher nimmt auch Ihre Energie und Spannkraft zu, je höher die Sonne im Sommer steht, je länger die Tage und je wärmer Luft und Wasser sind. Genießen Sie die Sommermonate, aber werden Sie nicht zu übermütig.

•• Sommerzeit heißt Badezeit. Schwimmen ist gut für Ihre Muskeln, Gelenke, Bänder und

Sehnen. Es stärkt Herz und Kreislauf und stabilisiert die Atmung. Der Kältereiz trainiert Ihre Haut und härtet ab. Beachten sie aber Ihre individuelle Kälteempfindlichkeit und bleiben Sie nicht zu lange im Wasser, sonst bringen Sie Ihren Wärmehaushalt durcheinander und fangen an zu frieren. Die Folgen sind Erkältung oder weit schlimmer Blasen- und Nierenerkrankungen. Besonders Kinder neigen gern dazu, das Schwimmen und Baden zu übertreiben. Achten Sie auf Zittern, Frieren oder blaue Lippen: dann ist es höchste Zeit, das Wasser zu verlassen.

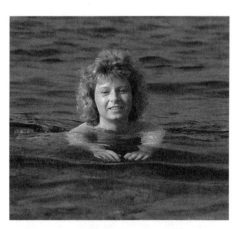

Schwimmen stärkt Herz und Kreislauf und ist gut für Ihre Sehnen, Bänder und Gelenke.

- • Die intensive Sonne lädt jetzt zum Sonnenbaden ein. Das UV-Licht unterstützt in Ihrem Körper eine Reihe von Regelmechanismen positiv, die körpereigene Abwehr wird aktiviert und die Haut besser durchblutet.
- •• Vergessen Sie nicht, daß die Bräunung der Haut eigentlich ein Abwehrprozeß Ihres Körpers gegen die UV-Strahlen der Sonne ist.
- •• Gewöhnen Sie Ihre Haut schon vor dem Urlaub an die Sonne. Im Gebirge und auch am Meer ist die UV-Strahlung intensiver.
- •• Verwenden Sie Sonnenschutzmittel mit einem Lichtschutzfaktor, der Ihrem Hauttyp entspricht. Rothaarige und hellhäutige Menschen benötigen einen höheren Sonnenschutzfaktor als dunkelhaarige.
- •• Gehen Sie am ersten Tag nicht länger als 20 Minuten in die Sonne und steigern Sie in den folgenden Tagen langsam die Dauer des Sonnenbades.
- •• Nutzen Sie die Vormittags- und Nachmittagssonne. Sie bräunt stärker als die Mittagssonne und enthält weniger schädliches UV-Licht.
- •• Eine gleichmäßige Bräunung erreichen Sie, wenn Sie sich in der Sonne bewegen. Sport, Spiel und Spaziergänge erhöhen außerdem Ihr Wohlbefinden.
- •• Decken Sie empfindliche Körperstellen rechtzeitig mit einem Tuch ab.
- •• Schützen Sie immer Ihren Kopf, beispielsweise mit einem Hut,

damit Sie keine Kopfschmerzen bekommen und Ihre Augen geschützt sind.

•• Auf keinen Fall dürfen Sie die Haut, die einen Sonnenbrand abbekommen hat, abends eincremen. Das führt zu einer verminderten Hautatmung und zu einem zusätzlichen Hitzestau über Nacht. Legen Sie stattdessen nasse und kalte Tücher auf die betroffenen Hautstellen, um das Hitzegefühl zu lindern. Auch unter einer leichten Bettdecke kann die Haut besser atmen.

•• Zur Pflege einer durch Sonnenbrand ausgetrockneten und entzündeten Haut eignet sich ein dünn aufgetragenes Panthenolspray. Nach dem Rückgang der Hautveränderung können Sie eine milde Fettcreme auftragen.

So retten Sie den Sommer über den Winter

Die Reize des Sommers, Licht, Luft und Sonne, haben sich in ihrer Vielfalt günstig auf Ihren Organismus ausgewirkt. Sie haben Ihr Skelettsystem und Ihre Muskeln stärker beansprucht und Ihr Herz-Kreislauf-System höheren Belastungen angepaßt. Insgesamt ist es zu einer Steigerung Ihrer körperlichen und geistigen Leistungsfähigkeit gekommen. Um von diesen positiven Wirkungen noch lange zu profitieren, sollten Sie mit Herbstbeginn nicht träge werden.

Die Herbsttage erlauben noch lange Fahrten mit dem Fahrrad sowie ausgedehnte Spaziergänge. Nach Schließung der Freibäder können Sie Ihr körperliches Training im Hallenbad fortsetzen. Da sich Ihr Körper schneller der Wärme, aber weniger gut der Kälte anpassen kann, sollten Sie sich jetzt schon abhärten.

So bleiben Sie fit

•• Bleiben Sie tapfer und legen Sie sich noch keinen Winterspeck zu. Kontrollieren Sie regelmäßig Ihr Gewicht und achten Sie auf Ihre Ernährung, denn »abspecken« im Frühjahr ist viel schwerer.

•• Wandern Sie, laufen Sie oder gehen Sie spazieren.

•• Gartenarbeit sorgt für zusätzliche Bewegung. Übertreiben Sie dabei nicht, damit sich Ihr Muskelkater in Grenzen hält.

•• Schwimmen tut Ihrem ganzen Körper gut, denn schwimmen kräftigt die einzelnen Muskeln, entlastet die Wirbelsäule und die großen Gelenke und aktiviert zusätzlich den Stoffwechsel.

•• Härten Sie sich mit regelmäßigen Wasseranwendungen ab.

•• Wechselwarme Duschen bewirken Wunder und erfreuen Ihren Kreislauf und Ihr Immunsystem.

•• Kalte Abreibungen am Morgen und am Abend steigern Ihre Abwehrkräfte und damit Ihre Gesundheit.

•• Gehen Sie einmal wöchentlich in die Sauna. Sie stärken damit Ihr Immunsystem und schützen sich vor Erkältungen.

Fit – auch an kalten Tagen

Gehören Sie auch zu den Leuten, die im Winter zu Stubenhockern werden? Die früh einsetzende, lang anhaltende Dunkelheit und die Kälte machen Sie müde und träge, es fehlt Ihnen die Sonne als Anreiz zu körperlicher Aktivität. Doch für die Wintermonate müssen Sie sich abhärten, um sich der Jahreszeit anzupassen.

So kommen Sie fit durch den Winter

•• Bewegen Sie sich viel an der frischen Luft. Gehen Sie so oft wie möglich spazieren, machen Sie Wanderungen, laufen Sie Ski oder rodeln Sie. Das kräftigt Ihr Herz-Kreislauf-System, verbessert Ihre Atmung, aktiviert Ihren Stoffwechsel und steigert Ihre gute Laune. Überfordern Sie sich aber nicht, sondern steigern Sie Ihre Belastbarkeit in kleinen Stufen.

•• Pflegen Sie Ihre Gesichtshaut besonders gut. Verwenden Sie eine fettende Creme, denn der Fettfilm bietet einen guten Kälteschutz. Da feuchte Haut empfindlich ist und schneller aufspringt, sollten Sie sich Hände und Gesicht nicht kurz vor einem Spaziergang waschen.

•• Ernähren Sie sich richtig. Achten Sie darauf, daß Sie keinen Winterspeck ansetzen. Essen Sie viele Vitamine in Form von Gemüse und Obst und schlackenreiche Nahrungsmittel.

•• Trinken Sie genügend Flüssigkeit, etwa zwei Liter Mineralwasser pro Tag.

•• Legen Sie bewußt einige alkoholfreie Tage pro Woche ein, auch wenn die längeren Abende zu einem Glas Bier oder Wein verleiten.

•• Passen Sie Ihren Tag- und Nacht-Rhythmus der Natur an und gehen Sie früher ins Bett. Damit unterstützen Sie Ihr Immunsystem.

•• Gehen Sie regelmäßig in die Sauna, das sorgt zusätzlich für Abhärtung.

•• Härten Sie Ihren Körper mit Wasseranwendungen ab und schützen Sie ihn so vor Erkältungskrankheiten. Nehmen Sie eine wechselwarme Dusche und duschen Sie sich etwa eine Minute lang warm, dann sechs Sekunden kalt und wiederholen Sie diese Prozedur mehrmals hintereinander. Schließen Sie mit einem Kaltreiz ab.

•• Wenn Sie durchgefroren sind, hilft Ihnen eine in der Temperatur ansteigende Dusche. Steigern Sie die Temperatur langsam etwa auf 37 bis 40 °C und schließen Sie mit einem Kaltwasserreiz ab.

•• Wenn Sie frieren, versuchen Sie sich durch schnelles und intensives Gehen zu erwärmen. Das wärmt Ihren Körper besser als jedes langsame Aufwärmen in einem geheizten Raum.

•• Haben Sie kalte Füße, dann nehmen Sie am besten ein warmes oder ansteigendes Fußbad mit abschließendem Kaltreiz. Auch Fußgymnastik, Gehen auf der Stelle oder kräftiges Frottieren helfen.

•• Trockenbürstungen oder Abreibungen mit einem warmen Tuch stärken die Durchblutung Ihrer Haut und tragen so dazu bei, daß Frösteln oder Kälteempfindungen schneller abklingen.

Die Kältereize des Winters nutzen

Wahrscheinlich geht es Ihnen auch so: In den Wintermonaten lassen Sie viele gute Vorsätze einfach fallen und werden passiv, weil die natürlichen Reize Sonne und Licht fehlen. Es ist dunkel, kalt und ungemütlich, die Sonne scheint nur noch selten, und es bläst ein kalter Wind.

Wenn Sie aber Ihr Wohlbefinden erhalten möchten, müssen Sie auch in der Winterzeit etwas dafür tun. Ihr gesamter Körper, der Wärmehaushalt, der Stoffwechsel, das Immunsystem und das Nervensystem müssen sich veränderten Umweltreizen anpassen. Kälte, Wärme, Wirkungen des Lichtes und Formen der Elektrizität sind abhärtende Regulationen. Aber auch Atmung, Muskelbewegungen, geistige Anspannung und Entspannung durch Schlaf und Ruhe gehören dazu. Deshalb müssen Sie Ihren Körper gerade diesen Reizen aussetzen, damit er lernt, angepaßt auf sie zu reagieren.

So härten Sie sich ab

•• Machen Sie Wasseranwendungen, vielleicht sogar im Sinne einer Kur zu Hause.

•• Machen Sie täglich Trockenbürstungen. Das regt den Kreislauf an und ist besonders empfehlenswert, wenn Sie niedrigen Blutdruck haben.

•• Nehmen Sie in der Temperatur ansteigende Fußbäder. Schnell und intensiv können Sie damit Ihren gesamten Körper aufwärmen. Fußbäder helfen auch bei chronisch kalten Füßen, beeinflussen rheumatische Gelenkerkrankungen günstig und lindern Entzündungen der Blase, des Enddarmes und der weiblichen Genitalorgane.

Alles, was Sie dazu brauchen, ist ein Gefäß, in dem Ihre Füße bequem Platz haben und Sie Ihre Unterschenkel ins Wasser tauchen, beispielsweise einen Eimer. Sie beginnen mit einer Anfangstemperatur von etwa 35 °C und steigern die Temperatur innerhalb von 15 bis 20 Minuten auf 39 bis 43 °C, indem Sie heißes Wasser hinzugießen. Am besten machen Sie zum Abschluß einen kalten Guß über Unterschenkel und Füße.

- • Unterstützen Sie die Durchblutung, indem Sie Ihre Füße kräftig abfrottieren. Dadurch stellt sich ein anhaltendes Wärmegefühl in Ihren Beinen ein.
- • Regelmäßiges, wechselwarmes Duschen härtet Sie ab. Wechseln Sie mehrmals die Wassertemperatur von warm auf kalt und beenden Sie die Dusche mit einem kalten Reiz. Sorgen Sie dafür, daß der Wasserstrahl auf alle Körperteile trifft.
- • Besuchen Sie einmal wöchentlich die Sauna. Damit schützen Sie sich nachhaltig vor Erkältungskrankheiten und grippalen Infekten.
- • Ein paar gymnastische Übungen am offenen Fenster verleihen Ihnen zusätzliche Spannkraft und Frische.

Winterzeit – Skisaison

Endlich fällt der erste Schnee, und Sie können es kaum erwarten, die Ski, die Schlittschuhe oder den Schlitten aus ihren Winterquartieren zu holen. Um den Wintersport aber richtig genießen zu können, müssen Sie auf die winterlichen Bedingungen vorbereitet sein.

Daran sollten Sie denken

- • Tragen Sie Kleidung, die den Witterungsbedingungen angepaßt ist.

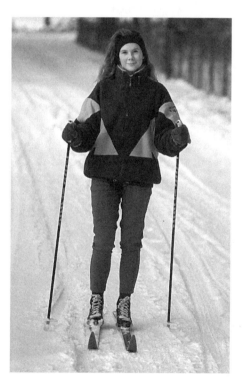

Skilanglauf hält Sie fit – bis ins hohe Alter.

49

•• Kümmern Sie sich um die richtige Sportausrüstung.

•• Schützen Sie Ihre Gesichtshaut gegen die Kälte. Eincremen verhindert Austrocknen und beugt Kälteschäden vor.

•• Schützen Sie Ihre Lippen gegen Sonnenstrahlen und Kälte mit einem Fettstift, der auch einen Lichtschutzfaktor enthält.

•• Bereiten Sie sich mit Gymnastik und Muskelübungen aufs Skifahren vor. Selbst wenn Sie über das ganze Jahr sportlich aktiv sind, sollten Sie darauf nicht verzichten, denn die Bewegungsabläufe des Skilaufs sind andere und somit für Sie ungewohnt. Schnell machen Ihre Muskeln schlapp und belohnen Sie mit einem Muskelkater.

•• Mit einem heißen Bad und einer heißen Dusche können Sie Ihrem Muskelkater beikommen. Auch eine warme Luftdusche mit dem Fön sorgt für eine intensive Durchblutung der Muskulatur, löst Verspannungen im Körper und lindert auf diese Weise Schmerzen.

•• Eine Bänderdehnung, Prellung oder Gelenkverstauchung sollten Sie sofort intensiv mit Kälte behandeln. Kaltes Wasser, Eis oder Schnee verhindern eine Schwellung und eine verstärkte Blutung ins Gewebe. Stellen Sie das betroffene Gelenk ruhig, eventuell mit einem Stützverband. Nach Abklingen der aku-

ten Beschwerden können Sie Bewegungsübungen und Wärmeanwendungen durchführen.

•• Bei Arm- oder Beinbrüchen entscheidet die sofortige fachärztliche Behandlung über einen guten Heilerfolg. Wie schnell ein gebrochener Knochen wieder fest zusammengewachsen ist, ist individuell sehr unterschiedlich und hängt auch von der betroffenen Stelle ab. So dauern die Heilungszeiten bei Unterarmbruch ca. drei bis vier, bei Oberarmbruch ca. vier bis sechs, bei Knöchelbruch ca. vier bis zehn, bei Unterschenkelbruch ca. acht bis zehn Wochen.

Bereiten Sie sich also gut auf Ihren Winterurlaub vor und überfordern Sie sich nicht – schließlich wollen Sie sich doch erholen.

Skilanglauf ist gesund

Bewegung in einer schönen Winterlandschaft verspricht aktive Erholung. Eine Wintersportart, die besonders gesund ist und die Sie bis ins hohe Alter betreiben können, ist Skilanglauf.

Das macht Skilanglauf so gesund

•• Skilanglauf ist ein gutes Ausdauertraining; damit unterstützen Sie das Herz-Kreislauf-System und beugen durch aktive Bewegung der Gefahr von Herzkrankheiten vor.

•• Je ausdauernder Sie sich beim Skilanglauf bewegen, desto intensiver wird Ihr Stoffwechsel angeregt.

•• Die körperliche Betätigung sorgt für eine vermehrte Durchblutung Ihrer Muskulatur, die Kälte bewirkt eine bessere Durchblutung Ihrer Haut.

•• Durch die Bewegung an der frischen Luft nimmt Ihr Körper mehr Sauerstoff auf. Eine vermehrte Atemarbeit zieht eine bessere Belüftung Ihrer Lungen und Atemwege nach sich.

•• Auch die Schleimhäute der oberen Luftwege werden angeregt und müssen mehr Flüssigkeit für die Befeuchtung der Atemluft bereitstellen. Die stärkere Durchblutung der Nasen-, Rachen- und Bronchienschleimhäute sorgt außerdem für eine ausreichende Erwärmung der Atemluft. Die Voraussetzung dafür ist allerdings, daß Sie nicht durch den Mund, sondern durch die Nase einatmen.

•• Ihr gesamter Körper wird besser durchblutet. Er nimmt vermehrt Sauerstoff auf, der dann über das Blut bis in die letzten Winkel Ihres Körpers transportiert werden kann. So werden selbst die kleinsten Blutgefäße viel besser durchblutet und auf aktive Weise erweitert.

•• Langlaufen ist ein gutes Training für den gesamten Körper, denn diese Bewegungsabläufe beanspruchen nicht nur Ihre Beine, sondern auch Arme und Oberkörper.

•• Die positive Wirkung auf Ihre Psyche sollten Sie nicht unterschätzen. Die Bewegung an der frischen Luft, fernab von Menschenmengen, hat eine entspannende und erholsame Wirkung.

So bereiten Sie sich richtig vor

•• Kaufen Sie sich eine gute und vor allem zweckmäßige Langlaufausrüstung; sie muß nicht teuer sein.

•• Bereiten Sie sich körperlich auf Ihren Winterurlaub vor. Um eine gute Kondition mitzubringen, ist es ausreichend, wenn Sie in den Herbst- und Wintermonaten regelmäßig spazieren gehen, radfahren, wandern oder schwimmen.

•• Da Langlauf vor allem Ihre Waden- und Bauchmuskulatur beansprucht, sollten Sie vor dem Urlaub diese Muskelpartien mit speziellen Übungen trainieren und kräftigen.

Skilanglauf ist eine Sportart für die ganze Familie und für jedes Alter.

51

ERKÄLTUNGEN VORBEUGEN UND BEHANDELN

Die Nase läuft

Sicher kennen Sie die alte Schnupfenweisheit: »Drei Tage kommt er, drei Tage läuft er, drei Tage geht er!« Das gilt natürlich auch heute noch, denn es gibt kein Rezept, das den Schnupfen verhindert oder beseitigt. Verantwortlich dafür sind Viren, die vor allem die empfindlichen Nasenschleimhäute befallen und die leidigen Beschwerden auslösen. Sie können aber das ganze Jahr über Ihre Abwehrkräfte stärken und so einer Erkältung vorbeugen.

So können Sie vorbeugen

- •• Halten Sie sich regelmäßig an der frischen Luft auf.
- •• Tragen Sie dem Wetter angepaßte Kleidung.
- •• Bleiben Sie in Schwung und treiben Sie Sport.
- •• Gehen Sie regelmäßig in die Sauna.
- •• Taulaufen, Wassertreten oder Schneetreten sorgen für eine langanhaltende Durchblutungssteigerung des ganzen Körpers.
- •• Ernähren Sie sich gesund und essen Sie viel vitamin- und mineralstoffreiche Kost.
- •• Lassen Sie sich nicht annießen oder gar anhusten und schütteln Sie nicht jedem die Hand.

Das vertreibt den Schnupfen

Wenn Sie sich trotzdem einen Schnupfen geholt haben, greifen Sie auf altbewährte Hausmittel zurück. Machen Sie Kopfdampfbäder mit Kamille. Die entzündungshemmende, schleimlösende Wirkung entsprechender Zusätze macht Ihre Nase wieder frei.

Ist der Schnupfen besonders stark ausgeprägt, können Sie für einige Tage abschwellende Nasentropfen, Nasensprays oder Nasensalben verwenden, vor allem vor dem Zu-Bett-Gehen, damit Sie unbehindert schlafen.

Erleichterung bringt auch ein Erkältungsbalsam, den Sie auf Rücken und Brust auftragen.

Es kratzt im Hals

Bestimmt kennen Sie das: Vor allem im Herbst quälen Sie Schluckbeschwerden, Heiserkeit und Halsweh machen Ihnen zusätzlich zu schaffen. Sie fühlen sich in Ihrem Allgemeinbefinden beeinträchtigt, sind müde und abgeschlagen, haben Kopfschmerzen und eventuell sogar Fieber.

Normalerweise besiedelt eine Vielzahl von Keimen den Mund- und den Nasen-Rachen-Raum, ohne Beschwerden auszulösen. Wenn dieses innere Gleichgewicht beispielsweise durch Vermehrung einer bestimmten Virus- oder Bakterienart gestört wird, kommt es zu einer Entzündung. Die Schleimhäute werden geschädigt, die Erreger dringen in sie ein und lösen so verschiedene Krankheitsreaktionen aus.

Zuerst haben Sie ein rauhes Gefühl im Hals, müssen sich verstärkt räuspern, Ihr Hals ist trocken und das Schlucken verursacht Ihnen Schmerzen. Wenn sich dann auf der entzündeten Schleimhaut weitere Krankheitserreger ausbreiten, antwortet Ihr Körper mit typischen Abwehrreaktionen: Die Lymphknoten im Halsbereich schwellen an, dadurch werden Sie heiser, weil die Schleimhaut des Kehlkopfes mitbetroffen ist. Sie haben Schmerzen beim Sprechen, die Gaumenmandeln sind gerötet und Sie bekommen Fieber.

So können Sie sich helfen

Da die Schleimhaut im Mund- und Rachenbereich als eine natürliche Schutzbarriere gegen Krankheitserreger wirkt, sind alle heilenden Maßnahmen darauf ausgerichtet, die angegriffene Schleimhaut wieder herzustellen.

•• Machen Sie sich schon beim ersten Anzeichen von Halsschmerzen einen kalten Halswickel nach Kneipp. Er erwärmt schnell und löst einen intensiven Durchblutungsreiz im Halsbereich aus. Diese Maßnahme kommt auch gut bei Kindern an.

•• Trinken Sie viel, am besten warme Getränke, um ein weiteres Austrocknen der Schleimhaut zu vermeiden.

•• Lutschen Sie schleimproduzierende Halstabletten oder Bonbons, die schleimlösend sind; besonders gut wirken Malzbonbons.

•• Verwenden Sie desinfizierende Halssprays.

•• Gurgeln Sie mit Flüssigkeiten, die eine schmerzstillende und keimtötende Wirkung haben, wie beispielsweise Kamillentee. Außerdem spülen Sie so auch Keime und Beläge mechanisch aus.

•• Inhalieren Sie mit einer Salzlösung oder mit Kamille, Salbei, Eukalyptus, Thymian, Rosmarin oder Myrrhenextrakt. Das Inhalieren wirkt desinfizierend und befeuchtet auch gleichzeitig Ihre Schleimhaut.

•• Bei schmerzhaften Schleimhautgeschwüren (Aphthen) verwenden Sie Heilsalben oder entsprechende Gels für den Mund.

So wirken Halswickel

Beim ersten Anzeichen eines Racheninfekts oder einer Mandelentzündung kann ein kalter Halswickel noch helfen. Aber auch bei weiter fortgeschrittenen Beschwerden können Sie damit die Entzündung eindämmen und rasches Abklingen der Symptome erreichen.

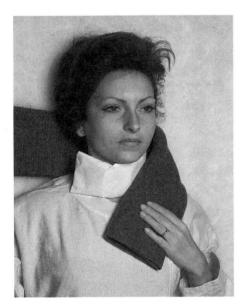

Der Halswickel löst eine starke Durchblutung aus – Voraussetzung für die Eindämmung einer Entzündung.

Ein Halswickel löst eine starke Durchblutung der Halsorgane aus und bewirkt einen gesteigerten Abtransport von Reizstoffen. Gereinigt werden auch alle Lymphbahnen und -knoten, die, vom Kopf ausgehend, halswärts nach unten führen.

Ehe Sie einen Wickel anlegen, sollten Sie ein Fußbad nehmen, damit Ihre Körperwärme ausgewogen ist. Bewährt haben sich der Prießnitz-Wickel und der Kneippsche Wickel.

Der **Prießnitz-Wickel** besteht aus zwei Tüchern. Legen Sie das innere Tuch feucht an, das äußere bleibt trocken und wirkt als wärmende Hülle.

Für den **Kneippschen Wickel** benötigen sie ein drittes Tuch aus Leinen. Es bleibt ebenfalls trocken, sollte etwas größer als das innere Tuch sein und wird zwischen das feuchte und das umhüllende trockene Tuch gelegt. Benutzen Sie für das innere Wickeltuch einen saugfähigen Stoff, beispielsweise aus Leinen oder Baumwolle, während das äußere Tuch aus Molton oder Wolle sein soll, um die Wärme zu halten.

So wickeln Sie richtig

Nehmen Sie ein dünnes Leinentuch, das etwa acht Zentimeter breit und 60 Zentimeter lang ist, und durchfeuchten Sie es mit kaltem Leitungswasser. Lassen Sie das Wasser zuerst etwas abfließen, um die nötige Kalttemperatur zu erhalten. Wringen Sie das Tuch kräftig aus und wickeln Sie es eng und möglichst faltenlos um den Hals. Um die entstehende Wärme zu halten, wickeln Sie als zweites einen Wollschal eng darüber. Befestigen Sie das ganze mit zwei Sicherheitsnadeln, um ein Lockerwerden zu verhindern, oder schlagen Sie die Schalenden auf Ihrem Brustkorb übereinander.

Nach fünf bis acht Minuten sollte es am Hals warm werden. Ist das nicht der Fall, war möglicherweise das innere Tuch zu feucht. Nehmen Sie deshalb den Wickel ab, reiben Sie Ihren Hals trocken und beginnen Sie von vorn.

Der Wickel sollte etwa eine Stunde angelegt bleiben. Besonders wirksam ist der langliegende Wickel, wenn Sie ihn abends vor dem Schlafengehen anlegen und die ganze Nacht über belassen. Sollten Sie den Wickel während der Nacht als kalt empfinden, nehmen Sie ihn ab, lassen Sie aber das äußere trockene Tuch oder wenigstens den Schal als Wärmequelle umgelegt.

Waschen Sie nach jeder Wickelbehandlung Ihren Hals mit kaltem Wasser und reiben Sie ihn trocken. Machen Sie bei Fieber gleichzeitig noch kalte Wadenwickel, das hilft, die Körpertemperatur zu senken.

Ich huste mir die Seele aus dem Leib

Jahr für Jahr quälen wir uns in der kalten und nassen Jahreszeit mit Erkältungen ab, oft mit einem hartnäckigen Husten als Begleiterscheinung. Sie kennen das: anfangs ist der Husten nur leicht schmerzhaft und trocken, gegen Ende wieder locker und löst sich schließlich, ohne im Körper Spuren zu hinterlassen. Ein verschleppter Husten kann chronisch werden und über längere Zeit die Bronchien oder die Lungen schädigen.

Es wäre jedoch übertrieben, hinter jedem Husten eine ernsthafte Erkrankung zu vermuten. Denn Husten ist bei einer Erkältung ein nützliches Instrument, um aus den entzündlich veränderten Atemwegen den Schleim zu beseitigen. Um die Atemwege zu reinigen, sollten Sie also den Husten nicht unterdrücken. Ist der Schleim besonders zäh, kann das Husten erheblich erschwert sein und unter Umständen Ihr Befinden erheblich beeinträchtigen.

So lindern Sie Ihre Beschwerden

Dem quälenden Hustenreiz kommen Sie am besten mit heißen Getränken bei.
•• Heißer Kamillentee mit einem Teelöffel Honig, heiße Milch mit Honig oder heiße Milch mit Em-

ser Salz wirken schleimlösend und dämpfend auf anhaltende Hustenanfälle.

•• Mischen Sie Eibischblätter und Eibischblüten, Huflattichblätter und Malvenblüten zu gleichen Teilen und kochen Sie eine Handvoll davon in einem halben Liter Wasser auf; seihen Sie die Mischung ab, fügen Sie etwas Honig dazu und nehmen Sie das Getränk löffelweise zu sich. Sind Ihre Atemwege sehr verschleimt, können Sie außerdem noch Veilchenwurzel und Wollblume dazugeben.

•• Schleimlösend, gefäßerweiternd und krampflösend wirkt eine Mischung aus Schöllkraut und Thymianextrakt.

•• Apotheken und Reformhäuser bieten fertige Teemischungen an, auch Husten- und Malzbonbons haben eine schleimlösende Wirkung.

•• Durch Räuspern können Sie Ihren Hustenreiz mindern. Räuspern Sie sich mehrmals vorsichtig in kurzen Abständen, bis der gelockerte Schleim abgehustet werden kann.

•• Damit Sie ungestört schlafen können – auch das ist für Ihre Genesung wichtig –, sollten Sie hustenstillende Medikamente abends einnehmen.

Um zu vermeiden, daß Ihr akuter Husten in einen Dauerhusten übergeht, müssen Sie Ihren Infekt kon-sequent behandeln. Inhalieren Sie mit Kamillenblüten, Salbeiblättern oder ätherischen Ölen; sie wirken schleimlösend und befreien die Atmung. Heiße Gesichtskompressen, Bestrahlungen mit Rotlicht, Einreibungen mit atmungsaktiven Salben oder Brustwickel sowie ein wollenes Tuch um den Hals fördern den Heilungsprozeß ebenfalls. Während Sie erkältet sind, sollten Sie das Klima in Ihren Räumen etwas feucht halten. Stellen Sie eine Schale Wasser auf die Heizkörper oder lassen Sie Wasser aus nassen Tüchern verdunsten. Ganz besonders wichtig ist eine vermehrte Flüssigkeitsaufnahme. Trinken Sie viel, denn Flüssigkeit regt die Schleimproduktion an und dämpft den Hustenreiz. Auch wenn es schwer fällt: Stellen Sie das Rauchen ein!

> Sollte sich Ihr Husten trotz dieser Maßnahmen nicht lösen, sondern hartnäckig festsetzen, müssen Sie unbedingt zum Arzt gehen, um Komplikationen zu verhindern.

Mit Luft und Wasser die Schleimhäute pflegen

Wenn Sie die Schleimhäute der oberen Luftwege pflegen und in ihrer Funktionstüchtigkeit unterstützen, können Sie viel dafür tun, sich gegen jährlich wiederkehrende Erkältungen zu schützen. Die Schleimhäute der oberen Luftwege haben die Aufgabe, die eingeatmete Luft zu erwärmen und mit Feuchtigkeit anzureichern, um die kleinen Bronchien und die Lungenbläschen` der unteren Atemwege vor einem Austrocknen zu schützen. Die Flimmerzellen der Nasenschleimhäute verhindern außerdem auch das Eindringen von Schwebstoffen in die Bronchien und wirken als Barriere gegen Bakterien oder Viren.

So können Sie Ihre Schleimhäute pflegen

- •• Sorgen Sie für ein gutes Raumklima, indem Sie regelmäßig Ihre Wohn- und Arbeitsräume lüften.
- •• Stellen Sie Verdunstungskörper auf oder legen Sie feuchte Tücher auf die Heizung, um die Feuchtigkeit der Raumluft zu erhöhen.
- •• Halten Sie sich viel und lange an der frischen Luft auf, besonders im Wald oder am Wasser.
- •• Vermeiden Sie, soweit möglich, besonders verschmutzte Luft. Das gilt auch für verräucherte Wohnräume oder Kneipen.
- •• Regelmäßige Besuche der Sauna pflegen Ihre Schleimhäute, stärken die Abwehrkräfte im Nasen-Rachen-Bereich, verbes-

sern die Durchblutung der Kopforgane und vermindern so Ihre Anfälligkeit für Infektionen.
- •• Mit Nasentamponaden können Sie ebenfalls Ihre Schleimhäute pflegen. Nehmen Sie dazu einen etwa 30 Zentimeter langen und ein bis zwei Zentimeter breiten Mullstreifen und tränken Sie ihn mit einer Kochsalzlösung oder einem Salbei- oder Kamillenaufguß. Legen Sie die Tamponade mit einem Plastikstäbchen oder einer Pinzette in die Nasenlöcher ein und drükken Sie die Nasenflügel fest an. Nach circa 20 Minuten entfernen Sie die Streifen und schnauben kräftig aus. Wiederholen Sie diese Maßnahme alle ein bis zwei Tage.
- •• Für eine Nasenspülung benötigen Sie eine sogenannte Spülbirne oder Nasenkanne, die Sie mit einer zweiprozentigen Kochsalzlösung und klarem Wasser füllen. Sie können auch Salbei- oder Kamillentee verwenden. Lassen Sie das ganze in ein Nasenloch fließen und atmen Sie durch den Mund. Ihr Gaumensegel schließt dabei reflektorisch den unteren Rachenraum ab, so daß die Flüssigkeit aus dem anderen Nasenloch abfließen kann. Sie können aber auch einfach ein Nasenloch zuhalten, über das andere Nasenloch die Flüssigkeit aus einem flachen Gefäß hochziehen und

anschließend herauslaufen lassen. Die Methode erfordert ein wenig Übung.

•• Gurgeln Sie mit kaltem Wasser, um die Durchblutung der Rachenschleimhaut zu aktivieren. Gurgeln Sie so tief wie möglich im Rachenraum, täglich morgens nach dem Zähneputzen. Räuspern Sie sich danach heftig, damit das gelockerte Sekret nach außen transportiert werden kann.

•• Schwemmen Sie sich mit den hohl gehaltenen Händen mehrmals kaltes Wasser ins Gesicht, bis ein Kältegefühl entsteht, und frottieren Sie anschließend Ihr Gesicht trocken.

Was bringt eine Grippeschutzimpfung?

Im Herbst und Winter kommt es jedes Jahr wieder zu einer Grippewelle. Und sicher stellen auch Sie sich jedes Jahr die Frage, ob eine Grippeschutzimpfung sinnvoll ist.

Die Grippeviren lösen eine sogenannte Influenza aus, die zu den komplikationsreichsten Atemwegserkrankungen gehört. Ausgelöst wird die Erkrankung meist über eine Tröpfcheninfektion, die durch Husten, Niesen, Händedruck und andere Körperkontakte übertragen wird. Sind Sie erst einmal erkrankt, gibt es kaum noch eine gezielte Behandlung.

Seit 1974 wird die Influenza epidemiologisch erfaßt. Dabei stellte sich heraus, daß sie sich wellenartig über den gesamten Erdball ausbreitet. Da das Influenzavirus durch Veränderung seiner Oberflächenstruktur in jährlich neuen Variationen auftritt, hat die Weltgesundheitsorganisation (WHO) ein effektives Influenzaüberwachungssystem eingerichtet, um möglichst rasch den richtigen Impfstoff gegen die jeweils neuen Varianten des Virus herstellen zu können.

Der Grippeimpfstoff enthält unschädliche Virusbestandteile, welche die gleiche Struktur wie die jeweils in Frage kommenden Grippeviren haben. Durch sie wird das Immunsystem des Körpers zur Produktion spezifischer Antikörper angeregt, die dann beim Eindringen die schädigenden Influenzaviren binden und in ihrer Aktivität blockieren. So entsteht eine Schutzwirkung.

Der Impfstoff ist hochwirksam und gut verträglich, Nebenwirkungen werden kaum beobachtet. Gelegentlich kann es zu leichten Rötungen oder Schmerzen an der Impfstelle kommen, eventuell auch zu allgemeinen grippalen Symptomen, die nach ein bis zwei Tagen abklingen.

Unbedingt impfen lassen sollten Sie sich, wenn Sie zu einer
besonders gefährdeten Perso-
nengruppe gehören. Die Imp-
fung kann schon bei Kindern
nach dem ersten Lebensjahr
durchgeführt werden.

Sie sollten sich **nicht** impfen lassen, wenn Sie
•• eine akute fieberhafte Erkrankung,

•• eine Allergie gegen Hühnerei-
weiß,
•• gerade eine schwere Erkrankung hinter sich oder
•• sich bereits mit dem Grippe-
virus angesteckt haben.

Härten Sie Ihren Körper durch regelmäßige Maßnahmen ab, um einer Ansteckung vorzubeugen. Sie
stärken so Ihr Immunsystem und
verbessern Ihre Abwehrkräfte – der
beste Schutz gegen eine Grippe-
erkrankung.

Was kann ich selbst tun

Pflanzen heilen – was Phytotherapie bewirkt

Seit jeher haben die Menschen die Heilkraft von Pflanzen genutzt und auch die moderne Medizin kommt inzwischen nicht mehr ohne sie aus. Wir alle wenden Phytotherapie unbewußt an, indem wir frisches Obst, Säfte, Gemüse und Salate zu uns nehmen; das schmeckt nicht nur gut, sondern hat je nach Wirkstoffinhalt sogar eine medizinische Wirkung. Wenn Sie jedoch Pflanzen zu therapeutischen Zwecken einsetzen, sollten Sie auf fertige Produkte zurückgreifen. Denn die biologisch angebauten Pflanzen werden zum richtigen Zeitpunkt geerntet, frisch und optimal verarbeitet und unter hygienisch einwandfreien Bedingungen hergestellt. Diese Erzeugnisse sind frei von Konservierungsstoffen und mit einem Verfallsdatum versehen, das Sie beachten sollten.

In Europa werden etwa 500 Heilpflanzen für medizinische Zwecke eingesetzt. Die meisten von ihnen haben eine sehr gute Wirkung, und das Risiko unerwünschter Nebenwirkungen ist gering. Sie können sie deshalb über einen längeren Zeitraum einnehmen. Halten Sie sich aber auch bei diesen natürlichen Heilmitteln genau an die Dosierungsrichtlinien, denn ein Zuviel kann ebenfalls Beschwerden auslösen.

Für pflanzliche Arzneimittel werden ganze Pflanzen, Pflanzenteile oder Pflanzenextrakte verwendet. Ihre Wirkung entfalten Sie in ätherischen Ölen, in Bitter-, Gerb- und Schleimstoffen, in Pflanzenhormonen, Vitaminen, Mineralien und Begleitstoffen.

Zu den häufigsten Anwendungsformen gehören Tee, Aufguß, Abkochung oder Kaltauszug. Viele Teezubereitungen werden äußerlich als Umschläge verwendet.

Preßsäfte entstehen, wenn ganz frische Pflanzenteile zerstoßen und ausgepreßt werden.

Abkochungen, Kaltauszüge oder Aufgüsse eignen sich in konzentrierter Form auch gut als Badezusätze.

Als Medizinalweine können Phytopharmaka innerlich angewendet werden.

So helfen pflanzliche Mittel

Pflanzliche Mittel können Sie in einer komplexen Therapie, aber auch gezielt bei chronischen, funktionellen und psychosomatischen Erkrankungen einsetzen.

Kreislaufstörungen, Schlaflosigkeit, Nervosität, Magen-Darm-Beschwerden, Verdauungsbeschwerden, Blasenschmerzen, Leber- und Gallenbeschwerden, Erkältungen, Entzündungen der Haut und Wunden sprechen besonders gut an.

Hat Ihnen Ihr Arzt ein pflanzliches Heilmittel verordnet, sollten Sie daran denken, daß alle Naturheilmittel ihre Wirkung nicht sofort und intensiv entfalten können. Wegen der geringeren Konzentration der Wirkstoffe tritt eine Wirkung erst langsam ein – Sie müssen also Geduld haben.

Beachten Sie unbedingt die Gebrauchsanweisung, da die Häufigkeit der Einnahme und die Dosierung des Mittels gut aufeinander abgestimmt sind.

Denken Sie auch daran, daß eine Wechselwirkung von Heilkräutern mit anderen Arzneimitteln möglich ist. Ihr Arzt wird Sie beraten.

Keine Angst vor kaltem Naß

Kaltes Wasser hat eine gesundheitsfördernde Wirkung, die heute unumstritten und sogar wissenschaftlich belegt ist. Der kräftige Reiz, den das kalte Wasser auslöst, führt zuerst zu einer Verengung und dann zu einer reflektorischen Weitstellung der Gefäße. Dadurch kommt es zu einer Mehrdurchblutung der Haut, die sich in einer sichtbaren Rötung und einem Wärmegefühl in der behandelten Region bemerkbar macht. Zusätzlich trainiert kaltes Wasser das Reaktionsvermögen des Kreislaufs und entlastet das Herz durch Umverteilung des Blutes in die Hautgefäße.

Besonders geeignet sind Kneippsche Anwendungen, die Herz und Kreislauf kräftigen, das Nervensystem entspannen, die Stoffwechselfunktionen verbessern und die psychovegetativen Regulationen stärken. Regelmäßige Kaltwasseranwendungen härten Ihren Körper ab und machen Sie resistent gegen Krankheiten.

So machen Sie es richtig

Eine optimale Wirkung haben Kaltwasseranwendungen nur, wenn Sie sich die folgenden Punkte zu Herzen nehmen:

- • Führen Sie Kaltanwendungen nur durch, wenn Ihr Körper gut durchgewärmt ist.
- • Warme Füße sind eine unbedingte Voraussetzung für jede Kneippsche Anwendung. Machen Sie bei Bedarf vorher ein

warmes Fußbad oder erwärmen Sie Ihre Füße durch kräftiges Reiben.

•• Je größer der Unterschied zwischen der Wasser- und der Hauttemperatur ist, desto kräftiger ist der Reiz. Wenn Sie eine schonende Wirkung wollen, müssen Sie die Temperaturdifferenz geringer halten.

•• Setzen Sie nach jeder Warmwasseranwendung einen Kaltreiz, damit über den reflektorischen Vorgang ein möglichst lang andauernder Durchblutungseffekt entsteht. Das gilt sowohl für Wasseranwendungen mit ansteigender Temperatur als auch für wechselwarme Anwendungen. Beenden Sie die Anwendung auf jeden Fall mit einem Kaltreiz, beispielsweise mit einem kalten Guß.

•• Sie können die therapeutisch wichtige Spätreaktion noch unterstützen, wenn Sie nach der Anwendung das Wasser nur abstreifen und für Wärme sorgen. Legen Sie sich deshalb in eine wärmende Decke oder betätigen Sie Ihre Muskulatur.

•• Kräftiges Abfrottieren setzt einen zusätzlichen mechanischen Durchblutungsreiz.

Denken Sie daran, daß Sebastian Kneipp schon vor mehr als 100 Jahren mit seinen »verrückten Wasserkuren« viele Krankheiten heilen konnte.

Muskelkrämpfen können Sie vorbeugen

Das Skelett-System mit seinen Muskeln gibt Ihnen Halt und dient der Fortbewegung. Dabei garantiert ein gut koordinierter Apparat von Knochen, Gelenken, Bändern, Sehnen, Faszien, Muskeln, Nerven und Gefäßen eine sinnvolle Koordination und einen normalen Bewegungsablauf.

Fehlregulationen sowie gestörte Abläufe können zu sehr schmerzhaften Muskelkrämpfen führen, die Ihren Schlaf stören und Ihr Befinden stark beeinträchtigen können. In vielen Fällen läßt sich die Ursache der Krämpfe nicht herausfinden, so daß man Überanstrengungen während des Tages die Schuld gibt. Die Krämpfe treten immer dann auf, wenn der betroffene Muskel nicht ausreichend durchblutet ist und nur ungenügend mit den notwendigen Nährstoffen und mit Sauerstoff versorgt wird. Wenn eine mineralstoffhaltige Ernährung allein nicht ausreicht, sollten Sie über einen längeren Zeitraum Magnesiumtabletten einnehmen.

Das können Sie tun

•• Achten sie auf Ihre Ernährung und essen Sie vollwertige mineralstoffreiche Nahrungsmittel und viel Frischkost, vor allem Obst und Gemüse.

•• Trinken Sie täglich zwei bis drei Liter Mineralwasser, das unterstützt die Tätigkeit der Nieren.

•• Meiden Sie große Mengen Kaffee oder Alkohol.

•• Nehmen Sie mineralstoffhaltige Präparate, beispielsweise Magnesiumtabletten.

•• Schränken Sie Ihren Nikotinverbrauch ein oder hören Sie ganz einfach auf zu rauchen.

•• Überanstrengen Sie Ihre Muskulatur nicht.

•• Duschen Sie Ihre Beine täglich kalt ab.

•• Führen Sie regelmäßig Wechselfußbäder durch oder gehen Sie Wassertreten.

•• Machen Sie ruhig jeden Tag einen langen und entspannenden Spaziergang.

•• Machen Sie vor dem Schlafengehen Fußgymnastik; auch eine leichte Massage, die die Wadenmuskulatur entspannt, ist hilfreich.

•• Legen Sie im Bett eine Rolle unter Ihre Knie.

•• Wenn Sie nachts durch einen Wadenkrampf geweckt werden und Ihre Fußzehen hochgezogen und nicht mehr beweglich sind, hilft sofortiges Aufstehen und Umhergehen. Stoßen Sie vorher mit der Fußsohle kräftig gegen das Bettende oder nehmen Sie die Fußspitze in Ihre Hand und versuchen Sie, das Bein kräftig auszustrecken. Dadurch strecken Sie die Waden-muskulatur, und die Muskeln werden allmählich wieder weicher. Wenn sich die Krämpfe durch das Umhergehen gelöst haben, können Sie Ihre Waden durch Kneten und Streichen zusätzlich lockern.

Bei Muskelverspannungen massieren

Gehören Sie auch zu den Menschen, die immer wieder über Schmerzen in der Nacken-, Schulter- und auch Rückenregion klagen, oder leiden Sie unter dem typischen Kreuzschmerz im Lendenwirbelsäulenbereich, den fast jeder irgendwann in seinem Leben zu spüren bekommt?

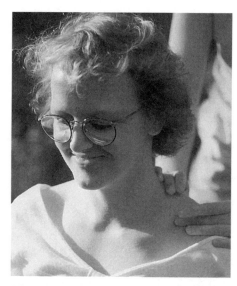

Massagen lösen äußere und auch innere Verspannungen.

Diese Schmerzen werden vor allem durch Muskelverspannungen und Verhärtungen hervorgerufen, die sich durch die unterschiedlichsten Belastungen im Alltag einstellen. Eine sitzende Tätigkeit, langes Stehen, eine verkrampfte Haltung, schlechte Schlaflage, Fehlstellungen von Gelenken, aber auch seelische Gründe können die Ursachen für Verspannungen sein.

Massagen, die Ihnen Ihr Arzt verschreibt, lösen nicht nur Ihre muskulären Probleme, sondern lösen auch innere Verkrampfungen und bauen Streß und Nervosität ab.

Die verschiedenen Massagetechniken

Bestimmte Handgriffe haben eine besonders heilungsfördernde Wirkung:

- Durch das *Streichen* wird die Blutzirkulation in der Haut gefördert und die Muskulatur über Reflexe bereits etwas entspannt.
- Das *Kneten* ist für die Muskulatur der wichtigste Massagegriff. Hier wird das Gewebe kräftig »durchgewalkt«, so daß Verhärtungen weicher werden.
- *Zirkelungen* werden mit den Fingerspitzen, der Handkante oder mit dem Handballen kreisförmig bis in die Tiefe durchgeführt. Dadurch können lokale Verspannungsschmerzen gelöst werden.

- *Klopfen und Klatschen* mit der flachen Hand bewirken eine bessere Durchblutung und regen die Nerventätigkeit an.
- Rhythmisch erzeugte *Vibrationen* haben ebenfalls einen Einfluß auf die peripheren Nerven.

Die richtige Massage für Ihre Beschwerden

- Die klassische Massage wird am häufigsten verordnet; sie lockert Muskelverhärtungen, erhöht die Durchblutung des Muskels und verbessert dessen Leistungsfähigkeit.
- Bei der Bindegewebsmassage ist die Hauptwirkung auf die Rezeptoren der Bindegewebsschicht gerichtet. Die Massage wirkt schmerzlindernd und entspannend auf das vegetative Nervensystem.
- Die Periost- oder Knochenhautmassage ist eine Punktmassage und wird bei Schmerzen an der Knochenhaut angewandt. Über die Massage von Reizpunkten werden Schmerzen gelindert. Aufgrund des Druckes auf den Hauptschmerzpunkt kann diese Art der Massage etwas weh tun.
- Die Unterwasserdruckstrahlmassage wirkt auf größere Regionen und auf alle Gewebe. Sie kann Ihnen gute Linderung verschaffen, da Wasser und Wassertemperatur eine zusätzlich günstige Wirkung haben.

•• Die Lymphdrainage entschlackt und entstaut Gewebspartien, die durch verstärkte Flüssigkeitseinlagerungen geschwollen sind.

•• Über die Fußreflexzonenmassage kann man, je nach Beschwerden, die inneren Organe beeinflussen, da bestimmte Bereiche der Fußsohle bestimmten Organen und Körperpartien zugeordnet sind.

Egal, mit welcher Massage Sie behandelt werden: Sie sollten sich nach der Behandlung entspannt, beweglicher und seelisch gelöst fühlen, denn eine Massage sollte eine Wohltat für Ihren ganzen Körper sein.

Wie werde ich meine Schmerzen los?

Gehören Sie auch zu den etwa drei Millionen Bundesbürgern, die unter chronischen Schmerzen leiden? Oft findet sich dafür weder eine körperliche Ursache noch ein Zusammenhang mit einer anderen Krankheit, so daß man sogar von einer eigenständigen Schmerzkrankheit sprechen kann.

Wie kommt es zur Schmerzempfindung?

Verteilt über Ihren gesamten Körper gibt es unzählige Schmerzpunkte, die als freie Nervenendun-

gen und Schmerzrezeptoren die Information »Schmerz« über das Rückenmark an die verschiedensten Schaltstellen im Gehirn weiterleiten. Allein auf der Haut befinden sich etwa 200 Schmerzpunkte pro Quadratzentimeter.

Wenn die Schmerzinformation über die Nervenbahnen bis in das Schmerzzentrum des Gehirns gelangt, empfinden Sie den entsprechenden Schmerz, der schneidend, stechend, bohrend, dumpf, zunehmend, an- oder abschwellend, leicht oder stark sein kann.

Der Schmerz ist ein Warnsignal Ihres Körpers. Schmerz bedeutet, daß irgendetwas von außen oder von innen auf den Körper einwirkt und die normalen Abläufe stört. Da Schmerzen unangenehm und hinderlich sind, greifen Sie möglicherweise zu Tabletten, die die Schmerzen beseitigen. Bei regelmäßigem Gebrauch von Schmerzmitteln tritt ein Gewöhnungseffekt ein, der Sie dazu zwingt, immer stärkere Substanzen zu nehmen.

Das können Sie tun

•• Manchmal kann es durchaus sinnvoll und angemessen sein, ein Schmerzmittel einzunehmen, beispielsweise als Sofortmaßnahme bei akuten Schmerzen, als Selbstmedikation bei gelegentlich auftretenden Kopf- oder Zahnschmerzen oder, ärztlich verordnet, bei chronischen

Beschwerden. Nehmen Sie aber stets die für Sie ausreichende Dosierung.

•• Helfen Sie sich bei Kopfschmerzen mit Kneippschen Gesichtsgüssen, kalten Stirnkompressen, Rotlicht (bei Erkältungen) oder heißen Kompressen im Nackenbereich.

•• Häufige Kopfschmerzen sprechen in der Regel auf autogenes Training oder Entspannungstherapie an.

•• Regelmäßige Zahnpflege und regelmäßige Zahnarztbesuche beugen Zahnschmerzen vor.

•• Wenden Sie bei Gelenkschmerzen Wärme in Form von Kneippschen Wickeln, heißen Kom-

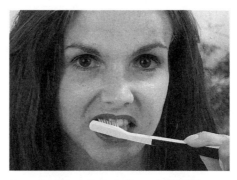

Regelmäßige Zahnpflege hält Zähne und Zahnfleisch gesund und beugt Zahnschmerzen vor.

pressen, Fuß- oder Armbädern an. Auch Bestrahlungen mit einer Rotlichtlampe können hilfreich sein.

•• Gehen Sie Ihre Wirbelsäulenbeschwerden gezielt mit Gymnastik an, die einerseits die verspannte Muskulatur lockert und andererseits die Bauch- und Rückenmuskulatur festigt.

> Denken Sie daran: In vielen Fällen kann eine Änderung der Lebensweise nicht nur Schmerzen beseitigen, sondern bereits das Entstehen von Schmerzen verhindern.

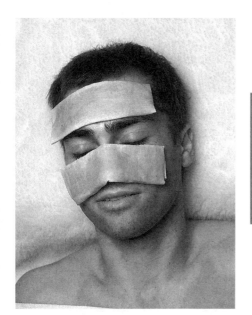

Stirn und Gesichtskompressen helfen bei Kopfschmerzen.

Elektrotherapie – mit Ultraschall und Reizstrom gegen Schmerzen

Veränderungen an Knochen, Knorpeln und Gelenken, aber auch Nervenschädigungen und Muskelverspannungen sprechen gut auf eine Elektrotherapie an.

Wie funktioniert die Reizstromtherapie?

Bei der Behandlung mit Reizstrom wird die Wirkung des Gleichstroms ausgenutzt. Der Gleichstrom wirkt physikalisch und chemisch auf das im Stromflußbereich liegende Gewebe des Körpers ein und führt damit zu komplexen biologischen Veränderungen, also nicht nur an den gerade behandelten Stellen.

Unter dem Minuspol der angelegten Spannung wird die Erregbarkeit der Nerven, welche für die Versorgung der Muskulatur zuständig sind, einerseits gesteigert und andererseits die Reizschwelle der Nervenfasern gesenkt. Unter dem Pluspol wird eine schmerzberuhigende Wirkung erreicht, indem die Erregbarkeit der empfindungsleitenden Nerven herabgesetzt wird.

Unter beiden Polen entsteht eine durchblutungsfördernde Wirkung, die sich durch ein angenehmes Wärmegefühl bemerkbar macht; die Haut rötet sich und die Muskulatur wird gelockert. Bei chronischen Erkrankungen, wie beispielsweise Geschwüren an den Beinen, kann durch diese Therapie eine schnellere Heilung erreicht werden.

Da für jeden Menschen die Reizschwelle unterschiedlich hoch ist, wird Ihr Arzt oder Physiotherapeut streng auf die richtige Dosierung achten. Sie sollten ein leichtes Prikkeln empfinden, keinesfalls jedoch ein Brennen oder gar Schmerzen.

Wie funktioniert die Ultraschalltherapie?

Eine Ultraschalltherapie verbessert die Durchblutung, lindert Schmerzen, entspannt Muskeln und stabilisiert krankes Gewebe. Die Schallwellen treffen auch Nerven und können so die von diesen Nerven weitergeleiteten Schmerzen verringern. Die Behandlung fördert die Durchblutung der Muskulatur und lockert damit Verspannungen.

Gelegentlich kommt es nach den ersten Behandlungen zu Mißempfindungen entlang eines Nervenstrangs, wenn kurzzeitig Gewebebereiche anschwellen und auf den Nerv drücken. Sie können aber sicher sein, daß die Beschwerden schnell wieder abklingen werden. Ein aufmerksamer Therapeut wird Sie außerdem vor Beginn der Behandlung über dieses Phänomen aufklären.

Auch für diese Therapie muß Ihr Arzt oder Physiotherapeut erst Ihre persönliche Reizschwelle herausfinden, um eine unbeabsichtigte Überdosierung zu vermeiden.

Bürstenmassagen regen den Kreislauf an

Nehmen Sie Trockenbürsten in Ihr allmorgendliches Gesundheitsprogramm auf. Sie können diese Massage schnell und mit wenig Aufwand überall durchführen. Alles, was Sie dazu benötigen, sind einige Minuten Zeit und eine nicht allzu harte Bade- oder Massagebürste mit Naturborsten.

So wirken Bürstenmassagen

Eine Bürstenmassage ist erfrischend und fördert die Durchblutung. Da selbst die kleinsten Blutgefäße »zur Mitarbeit« angespornt werden, erhöht sich der Wärmetransport bis in die entlegensten Hautbezirke und verschafft ein lange anhaltendes Wärmegefühl. Den Durchblutungseffekt können Sie an der Rötung der gebürsteten Hautpartien beobachten. Wenn Sie unter kalten Händen und Füßen leiden oder Ihr Blutdruck niedrig ist, ist morgendliches Trockenbürsten mit einer anschließenden heiß-kalten Dusche genau das Richtige.

Regelmäßiges Bürsten regt die Haut zur Regeneration an, denn alte Zellen werden sozusagen abgebürstet und neue Zellen können frisch und kräftig nachwachsen.

Da Bürsten die Durchblutung anregt, können Stoffwechselprodukte schneller abtransportiert werden; gleichzeitig kann die Versorgung des Organismus mit Sauerstoff verbessert werden.

So bürsten Sie richtig

- • Beginnen Sie immer herzfern. Das bedeutet, daß Sie zuerst das rechte Bein mit langen Bürstenstrichen behandeln. Lassen Sie aber die Region des Schienbeins und der Kniescheibe aus. Bei kalten Füßen bürsten Sie zuerst kreisförmig Ihren Fußrücken und die Knöchelgegend.
- • Bürsten Sie niemals Krampfaderbereiche.
- • Bürsten Sie anschließend Ihren rechten Arm, und zwar von der Hand zur Schulter.
- • Dann kommt Ihre linke Körperhälfte dran – zuerst das Bein, dann der Arm.
- • Bürsten Sie Ihren Rücken mit einer Stielbürste, und zwar vom Haaransatz im Nacken mit langen Längsstrichen nach unten.
- • Bürsten Sie die Kreuzbeinregion mit Querstrichen.
- • Führen Sie zum Abschluß die Bürste im Uhrzeigersinn um Ihren Nabel.
- • Achten Sie darauf, daß Sie die Körperbereiche, die nicht so gut gepolstert sind, nicht zu kräftig bürsten, damit Sie Ihre Haut nicht schädigen.

69

Sie können Bürstenmassagen auch als Naßbürstungen unter der Dusche durchführen. Durch diesen Warmreiz des Wassers entsteht ein zusätzlicher, die Durchblutung fördernder Effekt. Beenden Sie die Dusche aber unbedingt mit einem Kaltreiz.

Egal, ob Sie eine Trocken- oder Naßbürstung durchgeführt haben, nach dem Bürsten sollten Sie sich mit einem hautfreundlichen Präparat eincremen oder einölen.

Wenn der Rücken zieht

Sie richten sich auf, Sie machen eine Drehbewegung, Sie heben etwas, und plötzlich triff es Sie wie ein Blitz aus heiterem Himmel – Kreuzschmerzen. Meistens ist es der Bereich der Lendenwirbelsäule oder des Kreuzbeines, der von den Schmerzen betroffen ist, so daß Sie nicht mehr längere Zeit stehen oder sitzen können, ja, jede Bewegung und selbst Husten oder Niesen als belastend empfinden. Im Extremfall kann die Beweglichkeit der Lendenwirbelsäule völlig aufgehoben sein, man spricht dann von einer sogenannten Strecksteife.

Kreuzschmerzen haben sehr unterschiedliche Ursachen. Bei älteren Menschen sind abgenutzte Wirbel dafür verantwortlich, daß Nerven gedrückt, Bänder stark gespannt und Muskeln verhärtet

sind. Neben Bandscheibenschäden kann eine rheumatische Erkrankung der Auslöser Ihrer Rückenschmerzen sein.

Frauen leiden viermal häufiger unter Rückenschmerzen als Männer, was an der funktionellen und anatomischen Besonderheit des weiblichen Beckens liegt.

Bei jungen Menschen sind häufig Haltungsfehler die Ursachen für Kreuzschmerzen. Wenn das Wechselspiel zwischen den Knochen und Bändern und den Sehnen und Muskeln der Wirbelsäule nicht funktioniert, führt das zu Haltungsschäden, die dann diese Beschwerden verursachen.

Das können Sie gegen Rückenschmerzen tun

•• Schonen Sie Ihren Rücken. Achten Sie darauf, daß Sie beim Tragen von Lasten das Gewicht gleichmäßig auf beide Körperseiten verteilen.

•• Wenn Sie schwere Gegenstände aufheben, sollten Sie mit gerade aufgerichtetem, gestrecktem Oberkörper und flachem Rücken in die Hocke gehen und den Gegenstand von dort aus hochheben.

•• Versuchen Sie, Ihr Normalgewicht zu halten, um Ihre Füße, Ihre Knie und Ihre Wirbelsäule nicht durch Übergewicht zu belasten. Als Faustregel gilt: Größe in Zentimetern minus 100.

•• Bewegen Sie sich ausreichend. Sport und Spiel kräftigen Ihren Körper und verbessern damit Ihre Körperhaltung.

•• Wichtig ist die richtige Schlafunterlage: Ihre Matratze sollte flach und nicht zu weich sein.

•• Achten Sie darauf, daß Tische und Stühle die richtige Höhe haben. Das gilt vor allem für Kinder.

•• Legen Sie bei Kindern Wert auf eine aufrechte Körperhaltung. Jugendliche neigen dazu, sich kleiner zu machen, den Kopf einzuziehen und den Rücken zu krümmen.

•• Fehlstellungen der Beine und Füße, wie Senkfüße oder O-Beine, sollten behandelt werden, da diese die Statik der Wirbelsäule verändern und zu Rückenschmerzen führen.

•• Bestrahlungen mit Rotlicht helfen bei akuten Rückenschmerzen. Bestrahlen Sie die Lendenwirbelgegend zwei Wochen lang täglich und steigern Sie dabei die Bestrahlungszeit von 5 auf 15 Minuten.

•• Feuchte Wärme hilft ebenfalls. Tauchen Sie ein doppelt gefaltetes Tuch in heißes Wasser, wringen Sie es aus und legen Sie es auf die schmerzende Stelle Ihres Rückens. Darüber legen Sie eine zur Hälfte mit heißem Wasser gefüllte Gummiwärmflasche und lassen das ganze etwa 30 Minuten lang einwirken. Anschließend waschen Sie die erwärmte Stelle kurz mit kaltem Wasser ab und frottieren sie trocken.

•• Ein warmes Wannenbad täglich wirkt auf Ihre Muskulatur entspannend und hilft so gegen Rückenschmerzen. Steigern Sie die Temperatur des Badewassers innerhalb von 20 Minuten von 37 auf 41 °C. Legen Sie nach dem Bad einen kalten Wickel an und nehmen Sie eine durchblutungsfördernde Salbe.

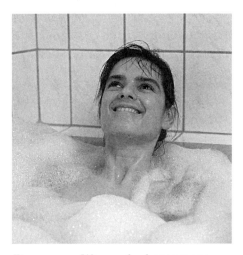

Ein warmes Wannenbad entspannt die Muskulatur und fördert das allgemeine Wohlbefinden

•• Gehen Sie regelmäßig in die Sauna. Die Wärme lockert verspannte Muskelbereiche auf.

•• Machen Sie regelmäßig gymnastische Übungen zur Stärkung Ihrer Bauch- und Rückenmuskulatur. Wiederholen Sie mehr-

71

mals täglich folgende Übungen: Knien Sie sich auf den Fußboden und stützen Sie sich mit den Händen auf. Dadurch wird Ihr Körpergewicht gleichmäßig verteilt, die Lendenwirbelsäule ist leicht gekrümmt, sowie Bauch- und Rückenmuskulatur entspannt. Atmen Sie tief ein und spannen Sie, während Sie langsam ausatmen, die Bauch-, Oberschenkel- und Gesäßmuskulatur an. Machen Sie einen »Katzenbuckel« und verlagern Sie Ihr Körpergewicht langsam nach hinten, richten Sie anschließend Ihren Körper auf, wobei Sie die Arme gestreckt bis zur Senkrechten führen. Halten Sie Kopf und Rücken gerade und atmen Sie tief durch. Legen Sie sich danach ausgestreckt auf den Rücken, ziehen Sie die Beine an, bis Ihre Knie in Brusthöhe sind und verbleiben Sie etwa zwei bis drei Minuten in dieser Haltung. Nehmen Sie zur Entspannung die Rückenlage mit leicht angebeugten Beinen ein.

Wärme ist mehr als nur angenehm

Wärme können Sie in vielfältiger Form zu therapeutischen Zwecken nutzen. Wärme regt die Durchblutung im gesamten Organismus an und erzielt im Gewebe einen Temperaturanstieg, der zu einer deutlichen Erweiterung der kleinen Gefäße und damit zu einer gesteigerten Stoffwechselaktivität führt. So können Flüssigkeit und Stoffwechselprodukte aus dem Gewebe transportiert werden – als Folge davon klingen die Entzündungserscheinungen ab, Schmerzen lassen nach, Muskeln entspannen sich. Neben der örtlichen Wirkung hat die Gefäßerweiterung auch eine reflektorische Fernwirkung an den nicht behandelten Körperteilen, mit einem beruhigenden Einfluß auf innere Organe.

Bei allen chronischen Entzündungen, Durchblutungsstörungen und Gewebeveränderungen ist deshalb eine Wärmetherapie sinnvoll. Eine Wärmetherapie sollte jedoch über einen längeren Zeitraum nicht als einzelne Maßnahme durchgeführt werden, sondern immer Teil eines komplexen Behandlungsprogrammes sein.

So macht Wärme Sie gesund

Weil die Haut feuchte Wärme am intensivsten aufnimmt, ist die einfachste und häufigste Form der Wärmetherapie die Behandlung mit warmem Wasser.

•• Legen Sie auf die Körperregion, die behandelt werden soll, einen Wickel oder Kompressen. Tauchen Sie dazu ein Stück Leinen in heißes Wasser, wringen

Sie es aus und legen Sie es auf die entsprechende Körperstelle. Bedecken Sie das feuchte Tuch mit einem größeren trockenen Tuch, um die hohe Temperatur zu erhalten. Mit einer Wärmflasche, die Sie bis zur Hälfte mit heißem Wasser füllen, können Sie die Wirkung noch verstärken und die Wärme länger halten.

•• Vertrauen Sie auf ein bewährtes Hausmittel: Füllen Sie ein Leinensäckchen mit Heublumen, Leinsamen, Kamille, gekochten Kartoffeln oder Heilschlamm und legen Sie es auf die betroffenen Körperstellen.

•• Sie können auch Wärmepackungen in der Apotheke kaufen. Diese Packungen haben den Vorteil, daß sie ein gutes Wärmehaltungsvermögen besitzen und mehrmals verwendet werden können.

•• Wenn Sie unter krampfartigen Gallenkoliken leiden, sollten Sie sich mit feuchtwarmen Wickeln oder Umschlägen helfen.

Licht ist eine weitere Wärmequelle. Als Infrarotlicht erwärmt es größere Bereiche des Körpers intensiv und dringt tief in das Gewebe ein. Schon einige Minuten Wärmebestrahlung erweitern die Hautgefäße und fördern die Durchblutung tieferliegender Schichten wie Bindegewebe, Muskeln, Sehnen und Faszien. Reflektorisch wird diese Wärme zusätzlich über Nervenbahnen auf den gesamten Körper, auch auf innere Organe übertragen.

•• Bei entzündlichen Prozessen, Eiterungen und offenen Wunden sorgt die heilende Wirkung von Rotlicht für einen besseren Abtransport der schädigenden Stoffe.

•• Bei örtlichen Entzündungen, wie Mittelohr- oder Nasennebenhöhlenentzündungen, wird die Heilung mit Rotlicht unterstützt; das gilt auch für Schleimbeutelentzündungen, Furunkel, Husten, Heiserkeit und Schnupfen.

•• Schmerzende Verletzungen im Bereich von Muskeln oder Gelenken sprechen auf Rotlicht gut an. Durchblutungsfördernde Salben verstärken zusätzlich die heilende Wirkung der Lichttherapie.

Eine Rotlichtlampe sollte deshalb in keinem Haushalt fehlen.

Heilwasser – Mineralwasser – Tafelwasser

Der menschliche Körper besteht zu etwa 70 Prozent aus Wasser. Wasser ist somit der wichtigste Baustein des Körpers. Über Atmung, Schweißbildung, Verdauung und Urinausscheidung verliert Ihr Körper täglich eine große Menge an Flüssigkeit, die Sie durch Trinken wieder ersetzen müssen. Wie groß diese Flüssigkeitsmenge ist, hängt von Ihrer körperlichen Aktivität und Ihrer Stoffwechseltätigkeit ab; sie liegt bei etwa zwei bis drei Liter täglich.

Sicher haben Sie eine Vorliebe für bestimmte Getränke, wie Säfte, Limonade oder auch Bier. Wenn Sie aber Ihren täglichen Flüssigkeitsbedarf ausschließlich mit solchen Getränken decken, nehmen Sie zuviel Kalorien und Zucker zu sich. Darüber hinaus enthalten diese Getränke auch ungesunde Bestandteile wie Konservierungsmittel und Geschmacksverstärker. Das gesündeste Getränk ist daher immer noch Wasser.

Darin unterscheiden sich die verschiedenen Wassersorten

Mineralwasser ist ein Tiefenwasser, das als Regen- oder Oberflächenwasser durch die verschiedenen Gesteinsarten und -schichten sickert und über Quellen und Brunnen wieder an die Oberfläche zurückgelangt. Beim Durchlauf der verschiedenen Schichten nimmt das Wasser vor allem Natrium, Kalzium und Magnesium auf. So hat jedes Mineralwasser seinen eigenen Geschmack: Natrium macht das Wasser salzig, Kalzium macht es hart, Bikarbonat macht es erdig, Magnesium und Sulfat bitter.

Beim Durchlauf durch vulkanisches Gestein reichert sich das Wasser mit Kohlensäure an. Nach dem Kohlensäureanteil unterscheidet man zwischen platten, stillen, halbstillen und kohlensäurereichen Wassern. Alle käuflichen Mineralwasser müssen den Anforderungen des Lebensmittelgesetzes entsprechen.

Als **Heilwasser** werden Mineralwasser bezeichnet, die wegen ihrer besonderen Zusammensetzung zur Vorbeugung, Linderung oder Heilung von Krankheiten eingesetzt werden können. Heilwasser mobilisiert durch seine Bestandteile Abwehr- und Heilungsprozesse im Körper.

Heilwasser unterliegen wegen ihrer besonderen Wirkung der Arzneimittelverordnung; auf den Flaschen müssen deshalb unbedingt die Zusammensetzung des Wassers, Anwendungsgebiete, Gegenanzeigen und Dosierung angegeben werden.

Je nach Inhaltsstoffen und Menge können die natürlichen Mineralien, die im Heilwasser enthalten sind, den Stoffwechsel anregen, die Verdauung fördern, den Blutdruck beeinflussen, die Bildung von Nieren- und Blasensteinen verhindern oder das Allgemeinbefinden und die Leistungsfähigkeit verbessern.

Heilwasser eignen sich ausgezeichnet für Trinkkuren. Viele Orte mit einer Heilwasserquelle sind berühmte und beliebte Kurorte.

Tafelwasser ist ein künstlich hergestelltes Mineralwasser. Meistens werden Trink- und Quellwasser gemischt und Mineralsalze oder Meeressalze, aber auch Salzwasser und Kohlensäure zugesetzt. Auf dem Flaschenetikett dürfen keine Brunnennamen erscheinen, so daß Verwechslungen mit natürlichem Mineralwasser ausgeschlossen sind.

Quellwasser stammt aus einer unterirdischen Quelle. Seine Zusammensetzung unterliegt keiner Kontrolle, die Qualität muß nur der Trinkwassernorm entsprechen.

Suchen Sie sich aus dem großen, vielfältigen Angebot das Wasser aus, das Ihren Bedürfnissen und Ansprüchen entspricht und Ihnen am besten schmeckt. Denken Sie daran, daß Sie täglich zwei bis drei Liter Flüssigkeit trinken, um Ihre Gesundheit zu erhalten.

Unsere Körperhülle ist die Haut

Die Haut – mehr als nur ein Schutz

Wer möchte sich nicht in seiner Haut wohlfühlen? Doch, wie gehen wir gerade mit dem größten Organ unseres Körpers um? Wir setzen es Staub, Schmutz und unterschiedlichsten Witterungen aus. Wir waschen, bürsten und rasieren uns, dazu kommen die Strapazen einer falschen Ernährung und ein Übermaß an Genußmitteln. Welche andere Schutzhülle würde diese Behandlung aushalten?

Unsere Haut ist nicht nur Schutz nach außen, sondern Mittler zwischen unserer Umwelt und unserem Körperinneren. Über die Haut wird die Körpertemperatur geregelt, ebenso der Flüssigkeitsaustausch und der Stoffwechsel. Unzählig viele Tast-, Temperatur-, Schmerz-Rezeptoren und Nervenfasern nehmen die von außen kommenden Reize auf und leiten sie zu den entsprechenden Zentren im Gehirn weiter.

Die Haut ist außerdem ein Speicherorgan, das in der Unterhaut Fett in beträchtlicher Menge ansammelt. Über Talg- und Schweißdrüsen können Stoffe wie Wasser und verschiedene Salze ausgeschieden werden. Außerdem dient die Haut zur Wärmeregulation und paßt sich über die Blutgefäße und die Schweißsekretion den Umweltbedingungen an.

Eine gesunde und normale Haut ist straff, schimmert rosig und ist von einer dünnen Fettschicht überzogen. Veränderungen der Haut, wie zum Beispiel trockene, schuppende, verfärbte oder teigige Haut, sind oft Symptome organischer Erkrankungen.

Mit zunehmendem Alter wird die Haut dünner und empfindlicher. Sie verliert an Elastizität, wird trocken, juckt schneller und entzündet sich leichter. Die Gefäßwände verdicken sich, und die Durchblutung wird schlechter. Die allgemeine Aktivität der Gefäßwände läßt nach, und je nach Veranlagung treten mehr oder weniger Pigmentflecken auf. Besonders schnell finden Sie diese Veränderungen im Gesicht, am Hals und an den Händen, da hier die Haut ungeschützt durch Kleidung ständig dem Licht und den unterschiedlichsten Witterungen ausgesetzt ist.

Je besser Sie Ihre Haut an die vielen Reize gewöhnen, desto höher ist der Grad der Anpassung an die äußeren Bedingungen. Diese Fähigkeit zur Abhärtung und Regulierung müssen Sie sich immer wieder neu erwerben, deshalb ist tägliches Training notwendig, um Ihre Haut lange gesund und leistungsfähig zu erhalten.

Beginnen Sie mit der Pflege schon früh, am besten bereits in der Kindheit, dann werden Sie Ihr Leben lang mit einer gesunden und schönen Haut belohnt.

Das können Sie für Ihre Haut tun

- Stellen Sie fest, wie Ihre Haut beschaffen ist, und bestimmen Sie Ihren Hauttyp. Wenn Sie sich nicht sicher sind, fragen Sie eine Kosmetikerin und lassen Sie sich beraten.
- Die tägliche Pflege Ihrer Haut beginnt morgens mit dem Waschen und endet abends ebenfalls mit dem Waschen. Wählen Sie Seife oder ein Waschöl, das Ihrem Hauttyp entspricht.
- Zuviel Seife schadet ebenso wie zu langes Baden in zu warmem Wasser; es schwächt den Säureschutzmantel Ihrer Haut.
- Wenn Ihre Haut trocken oder spröde ist, sollten Sie sie regelmäßig einölen.

- Wasserbehandlungen sind eine wirksame Methode, die Durchblutung Ihrer Haut anzuregen. Duschen Sie sich jeden Morgen und wechseln Sie mehrmals von warm nach kalt. Schließen Sie den Duschvorgang mit kaltem Wasser ab, so bleiben Sie den ganzen Tag lang frisch.
- Trockenbürsten ist ein ebenfalls wirksames Mittel, die Durchblutung Ihrer Haut anzuregen.
- Gehen Sie einmal pro Woche in die Sauna. Das tut nicht nur Ihrer Haut gut, sondern härtet Ihren gesamten Organismus ab und schützt Sie so vor Erkältungen.
- Dampfbäder unterstützen eine Aknebehandlung.
- Gehen Sie viel spazieren, treiben Sie Sport im Freien, versuchen Sie, so viel wie möglich an der frischen Luft zu sein. Machen Sie dabei noch Atemgymnastik.
- Achten Sie darauf, daß Sie dem Wetter angepaßte Kleidung tragen. Die Kleidung sollte ausreichend luftdurchlässig und auch saugfähig sein. Strümpfe und Textilien aus Chemiefasern müssen Sie täglich wechseln.
- Licht und Sonne tun Ihrer Haut gut. Aber Vorsicht! Übertriebenes Sonnenbaden läßt Ihre Haut vorzeitig und schneller altern. Ein Sonnenbrand ist nichts anderes als eine Verbrennung ersten Grades!

•• Ausreichend Schlaf ist Kosmetik für Ihre Haut, ebenso wie eine gesunde Ernährung.

•• Nikotin ist für alle Hautschichten schädlich, denn es verengt die Blutgefäße, und Ihre Haut wird fahl, blaß, schlaff und faltig. Hören Sie deshalb unbedingt auf zu rauchen.

Eine gesunde und strahlende Haut ist immer Ausdruck einer gesunden Lebensweise.

Sonnenbaden mit Vernunft

Ihre Haut ist nicht nur ein einfacher »Mantel« gegen Regen und Sonne, sondern eines der wichtigsten Organe Ihres Körpers, ohne das Sie nicht leben könnten. Die Haut ist ein Organ wie das Herz, die Nieren, die Lunge oder die Leber, das ständiger Pflege bedarf, um es gesund und funktionstüchtig zu halten. Je besser Sie dieses Organ trainieren, desto wohler fühlen Sie sich in Ihrer Haut. Licht, Luft und Wasser sind die besten Mittel, um Ihre Haut abzuhärten und jung zu erhalten.

Gesunde Bräune strahlt Wohlbefinden aus

Während der Monate im Sommer macht es viel Spaß, die natürlichen Reize Sonne, Luft und Wasser aus-

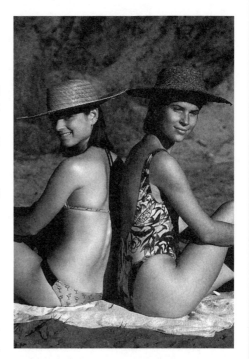

Für das Sonnenbaden gilt: Sorgen Sie für ausreichenden Sonnenschutz und bleiben Sie nicht zu lange in der Sonne!

giebig zu nutzen, sei es während der Ferien, im Freibad oder beim Wandern. In unseren Breiten ist der Sommerhimmel nicht ständig wolkenlos, so daß die Strahlenintensität unterschiedlich ist. Das ist gut so, da sich Sonnenbaden mit vernünftigem Wechsel zwischen direkter Sonneneinstrahlung, Bewölkung und Schatten sehr positiv auf Ihren Organismus auswirkt. Ihr Körper wird widerstandsfähiger gegenüber Infekten, Ihren Organen wird mehr Sauerstoff zugeführt, Ihre Haut wird vermehrt durchblutet, und die Bildung von Vitamin D regt Ihren Knochenaufbau intensiv an. Gebräunte Haut gilt als sportlich und gesund und ist zugleich ein äußeres Zeichen, daß Sie etwas für Ihre Gesundheit und Ihr Wohlbefinden tun.

So bräunen Sie sich richtig

• • Stellen Sie Ihren Hauttyp fest! Bräune ist das Ergebnis eines Abwehrprozesses der Haut gegen die UV-Strahlung der Sonne, und jeder Mensch besitzt eine individuelle Empfindlichkeit gegenüber dieser UV-Strahlung. Menschen mit heller Haut und hellen Haaren besitzen weniger Pigmente; da die Ausbildung des natürlichen Lichtschutzes durch Bräunung bei ihnen länger dauert, sind sie empfindlicher und somit eher gefährdet, einen Sonnenbrand zu bekommen. Mit langsam steigender Sonnenbestrahlung können Sie die Verträglichkeit von UV-Strahlen trainieren.

• • Legen Sie sich an den ersten Tagen nicht länger als 20 Minuten in die Sonne und halten Sie sich möglichst im Schatten oder unter einem Sonnenschirm auf. Nach dem Abklingen der ersten Hautrötung können Sie die Bräunungszeit kontinuierlich erhöhen.

• • Gehen Sie spazieren! Durch Bewegung im Sonnenlicht erreichen Sie eine gleichmäßige Bräune und erhöhen Ihr Wohlbefinden.

• • Nutzen Sie die Vormittags- und Nachmittagssonne für eine intensive Urlaubsbräune. Während dieser Zeit regt die Sonne Ihre Hautbräunung stärker an und enthält weniger schädliches UV-Licht.

• • Ein Sonnenbrand kann Ihnen den gesamten Urlaub verderben. Medizinisch gesehen ist er eine Verbrennung ersten Grades mit Rötungen, Schwellungen, schmerzender Haut und allgemeinen Beschwerden, wie etwa Abgeschlagenheit, Fieber, Schüttelfrost, Übelkeit, Schlafstörungen und Kopfschmerzen. Da die Folgen eines Sonnenbrandes erst nach vier bis sechs Stunden auftreten, bemerkt man ihn meist erst zu spät. Verwenden Sie deshalb besonders in den ersten Tagen ein Sonnenschutzmittel mit hohem Lichtschutzfaktor, um einen Sonnenbrand zu verhindern.

• • An der See oder im Gebirge ist die UV-Strahlung besonders intensiv, deshalb sollten Sie schon etwas vorgebräunt sein, um keinen Sonnenbrand zu bekommen.

• • Tragen Sie in der Sonne immer eine Kopfbedeckung, damit Sie keine Kopfschmerzen bekommen und Ihre Augen geschont werden.

•• Ein Sonnenstich ist nicht ungefährlich. Die Anzeichen reichen von starken Kopf- und Nackenschmerzen, Puls- und Atembeschleunigung, Schwindelgefühl und Gesichtsrötung bis hin zu Übelkeit, Krampfneigung oder gar Bewußtlosigkeit. Suchen Sie sofort einen schattigen und luftigen Platz auf, und lagern Sie den Kopf hoch. Machen Sie kühlende Umschläge und gehen Sie gegebenenfalls zum Arzt.

Machen Sie Ihre Haut fit für den Winter

Im Winter ist Ihre Haut großen Belastungen ausgesetzt. Der ständige Wechsel zwischen warmer, trockener Zimmerluft und frostkalter Winterluft stellt besondere Anforderungen an die Anpassungsfähigkeit Ihrer Haut.

Ihr Hautstoffwechsel arbeitet langsamer, die Durchblutung Ihrer Haut ist herabgesetzt und die Fettfilmproduktion eingeschränkt. Die Feuchtigkeitsbindung der obersten Hautschicht ist verringert, und die verminderte Talgproduktion läßt Ihre Haut austrocknen. Deshalb sollten Sie Ihre Gesichtshaut nicht ungeschützt der Kälte aussetzen; vor allem nicht, wenn Sie längere Spaziergänge bei niedrigen Außentemperaturen machen, sei es im Urlaub, sei es berufsbedingt, sei es in der Freizeit.

So schützen und pflegen Sie Ihre Haut

•• Pflegen Sie Ihre Gesichtshaut besonders intensiv, sie ist den Witterungseinflüssen am stärksten ausgesetzt. Verwenden Sie – je nach Hauttyp – eine feuchtigkeitsbindende oder eine fetthaltige Creme. Cremen Sie Ihre Haut etwa eine halbe Stunde, bevor Sie ins Freie gehen, gut ein, so kann sich ein Schutzfilm bilden, der die Feuchtigkeit in der oberen Hautschicht festhält. Wasserhaltige Cremes sind deshalb bei Minusgraden nicht geeignet, da der Wasseranteil sehr rasch verdunstet und damit Ihre Haut noch zusätzlich unterkühlt.

•• Durchblutungsfördernde Maßnahmen, wie beispielsweise Gesichtsgüsse nach Kneipp, kalte und wechselwarme Gesichtswaschungen, Anschwemmungen, Dampfbäder oder Gesichtsmassagen, pflegen Ihre Haut und machen sie widerstandsfähiger gegen die schädlichen Wirkungen der Kälte.

•• Ihre Lippen brauchen spezielle Pflege. Die Haut der Lippen hat keinen Fettschutzspeicher, keine Talgdrüsen, keinen natürlichen Sonnenschutz und auch keine feuchtigkeitsbindenden Funktionen. Verwenden Sie aus diesen Gründen im Winter einen Pflegestift mit hohem Lichtschutzfaktor, der verhindert, daß Ihre Lippen trocken, rissig, spröde oder rauh werden. Außerdem beugen Sie damit dem reflektorischen Befeuchten der Lippen mit der Zunge vor, das zu einem zusätzlichen Austrocknen führt.

•• Denken Sie auch an Ihre Hände. Trocknen Sie Ihre Hände immer besonders gründlich ab, da durch die Kälte die Restfeuchtigkeit verdunstet und so die Hände zusätzlich austrocknen. Benutzen Sie mehrmals am Tag eine Wasser/Öl-Creme, damit sich ein feiner Fettfilm auf Ihren Händen bildet. Und tragen Sie immer wärmende Handschuhe.

•• Wenn Sie Ihrer Haut etwas besonders Gutes tun möchten, sollten Sie ein- bis zweimal pro Woche ein Ölbad mit speziellen Zusätzen nehmen. Die Öle und die zusätzlichen hautpflegenden Substanzen dringen in die oberen Schichten Ihrer Haut ein und schützen sie.

•• Denken Sie daran, daß Sie Ihren Körper und Ihre Haut auch von innen heraus pflegen können. Bei richtiger Ernährung versorgen Sie die tiefergelegenen Hautbereiche mit den nötigen Nährstoffen, Mineralien, Spurenelementen und Eiweißen. Essen Sie viel Vollkornprodukte, Obst und Gemüse.

Der Orangenhaut an die »Haut« gehen

Fettpolster an Oberschenkeln und Po machen vielen Frauen Kummer. Cellulitis heißt das Angstwort, hinter dem sich unschöne Hautveränderungen, vor allem an den Oberschenkeln, verbergen. Die Haut zeigt Unebenheiten, die Poren vergrößern sich, und beim Zusammenschieben entsteht eine Struktur ähnlich einer Matratze. Sie ähnelt der Schale einer grobporigen Orange, weshalb man diese Veränderungen auch als Orangenhaut bezeichnet.

Die Ursache der Cellulitis liegt im weiblichen Fettgewebe und in der Verteilung dieses Fettgewebes. An den Stellen, an denen eine Orangenhaut entstehen kann, befinden sich die Fettzellen gewissermaßen in Bindegewebskanälen, die durch dünne bindegewebsartige Deckel verschlossen sind. Verliert das Körpergewebe an Elastizität, kann das Fett aus den Röhren nach oben herausquellen, und es kommt zu den buckelartigen Veränderungen.

Je mehr Fettgewebe an diesen Stellen vorhanden ist, desto intensiver kann die Veränderung sein. Wo jedoch eine ausgeprägte Fettschicht fehlt, kann sich auch keine Cellulitis ausbilden; genau da liegt der Hauptangriffspunkt der Behandlung.

Das können Sie gegen Orangenhaut tun

•• Übergewicht entsteht schon in der Kindheit. Wo sich keine ausgeprägten Fettschichten ansammeln, kann später auch keine Cellulitis entstehen.

•• Kräftigen und festigen Sie Ihr Bindegewebe.

•• Kräftigen Sie Ihre Beinmuskulatur, vor allem die Oberschenkelmuskulatur, durch gezielt angewendete Übungen. Steigen Sie Treppen, anstatt den Lift zu benutzen.

•• Sport in jeder Form, vor allem, wenn dieser die Beinmuskulatur trainiert, ist zur Vorbeugung geeignet.

•• Wasseranwendungen regen die Durchblutung der Muskulatur an und kräftigen die einzelnen Hautschichten mitsamt dem Bindegewebe. Machen Sie Abreibungen, Wechselgüsse, Kaltwaschungen oder Duschen. Denselben Effekt haben Trockenbürstungen.

•• Ernähren Sie sich gesund, möglichst fettarm und nehmen Sie ab, wenn Sie einige Pfunde zuviel auf die Waage bringen.

Cellulolipolyse ist eine Behandlung, die versucht, der Cellulitis mit Schwachstrom zu Leibe zu rükken. Dabei wird über Nadeln Schwachstrom in die Gewebepartien der Oberschenkel geleitet und so die lokale Durchblutung gesteigert.

> Operationen, die von kosmetischen Chirurgen angeboten werden, sind nicht ungefährlich. Sie sollten lieber auf natürlichem Weg versuchen, dem »Schönheitsfehler« beizukommen.

Von Kopf bis Fuss

Was tun bei Kopfschmerzen?

Haben auch Sie ohne jeden ersichtlichen Anlaß immer wieder Kopfschmerzen? Die Ursachen dafür können vielfältig sein: Vegetative Fehlfunktionen, Gefäßspasmen der Hirngefäße, aber auch Verspannungen der Muskulatur im Bereich von Kopf, Hals und Schultern. Da meistens eine gestörte Durchblutung die Ursache der Kopfschmerzen ist, haben durchblutungsfördernde und muskelentspannende Maßnahmen eine besondere Bedeutung.

Das können Sie gegen Ihre Kopfschmerzen tun

- • Schmerzen im Stirn- und Schläfenbereich behandeln Sie mit kalten Gesichtsgüssen.
- • Für Schmerzen im Hinterkopfbereich sind meistens Verspannungen der Muskulatur, Fehlhaltungen oder Abnutzungen der Wirbelsäule verantwortlich. Muskelentspannend und wärmend wirkt eine Rotlichtlampe,

da die Infrarotstrahlung auch eine gute Tiefenwirkung hat.
- • Akute Schmerzen im Nacken- und Schulterbereich sollten Sie ein bis zwei Wochen lang täglich mit Rotlicht behandeln. Steigern Sie die Anwendungsdauer langsam von etwa 3 bis auf 15 Minuten. Nehmen Ihre Beschwerden nach der Rotlichtbehandlung zu, müssen Sie die Bestrahlungszeit verkürzen oder den Abstand zur Lampe vergrößern. Probieren Sie außerdem aus, ob Ihnen feuchte Wärme besser bekommt.
- • Reiben Sie die betroffenen Muskelpartien zusätzlich mit einer durchblutungsfördernden Salbe ein. Sie können damit den Effekt der Wärmeanwendung länger erhalten.
- • Vollbäder, Duschen, Kompressen oder Moorpackungen auf den Schulterpartien üben einen sehr intensiven Durchblutungsreiz aus und führen damit zur Verminderung Ihrer Schmerzen. Auch hier sollten Sie im Anschluß eine durchblutungsfördernde Salbe benützen.

•• Als Elektrotherapie sind Reizstrom und Ultraschall empfehlenswert; diese entspannen die Muskulatur und erweitern die Gefäße.

Pfarrer Kneipp bei Kopfschmerzen

Wer kennt sie nicht, die lästigen Kopfschmerzen! An so manchem Tage machen sie einem das Leben schwer. Frühmorgens steht man bereits mit ihnen auf, obwohl weder eine fröhliche Feier noch eine schlafgestörte Nacht vorausging. Da liegt der Griff zur Tablette nahe. Wie gern vergißt man dabei die Vielzahl von Nebenwirkungen, die solche Tabletten haben und die nun ihrerseits weitere Regulationsstörungen im Körper bewirken können. Und wie schnell führt die Einnahme von Tabletten zur Gewohnheit und zur Abhängigkeit. Sie sollten deshalb lieber natürliche Reize zur Verbesserung der fehlgesteuerten Abläufe nutzen. Dafür hat die Natur Wärme und Kälte, Wind und Wasser, aber auch Schatten und Abkühlung zur Verfügung gestellt.

So können Sie Ihre Kopfschmerzen loswerden

Stirnkopfschmerzen sind unangenehm. Am besten bekämpfen Sie sie mit Gesichtsgüssen. Sie können die Reizstärke selbst dosieren und sofort eine wohltuende Wirkung spüren; Ihre Beschwerden klingen ab und Ihre Schmerzen werden weniger.

•• Beugen Sie sich über das Waschbecken und gießen Sie aus einem kleinen Gefäß leitungskaltes Wasser vom Haaransatz an breitflächig über das ganze Gesicht.

•• Sie können auch an Ihrer rechten Schläfe ansetzen, den Wasserstrahl abwärts zu Ihrem Kinn ziehen, zur linken Schläfe aufsteigen und den Strahl quer etwa dreimal über Ihre Stirn führen. Danach begießen Sie die linke Gesichtshälfte von Ihrer linken Schläfe aus und führen den Wasserstrahl ebenfalls abwärts, so daß Ihr gesamtes Gesicht angefeuchtet ist.

•• Atmen Sie während der Anwendung durch den offenen Mund und umgreifen Sie mit der linken Hand bei abgespreiztem Daumen die Kehlkopfgegend, damit Ihre Kleider nicht naß werden. Je nach der Stärke der Beschwerden können Sie diese Behandlung drei- bis achtmal wiederholen. Danach trocknen Sie Ihr Gesicht gut ab.

Der Kältereiz verengt zuerst Ihre Gefäße, um sie dann anschließend über einen längeren Zeitraum zu erweitern. Die bessere Durchblutung bewirkt einen vermehrten Sauerstofftransport und erwärmt außerdem Ihr Gesicht auf angenehme Weise.

Gleichzeitig wirkt der Gesichtsguß funktionsordnend auf die Schleimhäute der oberen Luftwege. Sie werden nicht nur besser durchblutet, sondern auch zur Schleimproduktion angeregt. Das entleert die Nasennebenhöhlen, Schadstoffe und Schmutzpartikel werden abtransportiert. Ihre Kopfschmerzen klingen ab.

Gesichtsgüsse haben eine angenehme Nebenwirkung: Sie straffen und verschönern Ihre Gesichtshaut.

Hilfe bei Migräne

Gehören auch Sie zu den mehr als 20 Prozent der Bevölkerung, die unter chronischen Kopfschmerzen leiden? Oder sind Sie sogar von dem besonders hartnäckigen und quälenden Migräne-Kopfschmerz betroffen?

Das alles kann einen Migräneanfall auslösen

Wie häufig ein Migräneanfall ausgelöst wird, hängt von vielen Faktoren ab. Möglicherweise sind Sie besonders ordnungsliebend, ehrgeizig oder leistungsorientiert oder Sie neigen zu Nervosität, zum Grübeln, sind besonders sensibel oder reagieren auf Kränkungen – alles

Faktoren, die Migräne auslösen können.

Auch seelische Belastungen, denen Sie täglich ausgesetzt sind, wie zum Beispiel zwischenmenschliche Probleme, Ärger, Hektik und Streß, können einen Migräneanfall provozieren.

Als weitere typische Auslösereize gelten extreme Wetterlagen, Föhn, schwüles Wetter, intensive Sonneneinstrahlung oder Wetterwechsel.

Körperliche Anstrengung, ruckartige Kopfbewegungen, schweres Heben oder Tragen können ebenso an Ihrer Migräne schuld sein wie eine falsche Körperhaltung, eine verspannte Nackenmuskulatur oder eine schlechte Haltung im Schlaf.

Sie sollten außerdem Ihre Ernährung überprüfen, denn bestimmte Stoffe in alkoholischen Getränken können ebenfalls eine Migräneattacke auslösen; oft wird beispielsweise Rotwein nicht vertragen.

Auch wenn Sie an Feiertagen oder im Urlaub Ihren gewohnten Schlaf-Wach-Rhythmus verändern, können Sie damit einen Migräneanfall verursachen.

Als Migränepatient suchen Sie natürlich nach Mitteln, Ihre akuten Schmerzen so schnell wie möglich zu lindern. Darüber hinaus möchten Sie langfristig Migräneanfällen vorbeugen oder zumindest die Häufigkeit und Intensität der Anfälle mindern.

So können Sie sich helfen

- •• Überprüfen Sie Ihre Lebensweise und denken Sie darüber nach, was Sie ändern können.
- •• Vermeiden Sie Streß und Hektik, eine gute Zeitplanung ist für Sie besonders wichtig.
- •• Versuchen Sie, Probleme möglichst sofort zu lösen oder Ihre persönliche Einstellung im Umgang mit Problemen zu ändern. Nehmen Sie's leichter!
- •• Achten Sie auf einen ausgewogenen Tag-Nacht-Rhythmus und sorgen Sie dafür, daß Sie ausreichend schlafen.
- •• Vermeiden Sie Alkohol und Nikotin.
- •• Stellen Sie Ihre Ernährung um. Essen Sie ballaststoffreiche und ausgewogene Kost. Versuchen Sie herauszufinden, ob ein bestimmtes Nahrungsmittel Ihre Migräneanfälle auslöst.
- •• Halten Sie sich viel im Freien auf. Gehen Sie ausgiebig spazieren oder treiben Sie Sport. Aber setzen Sie sich dabei nicht unter Leistungs- oder Zeitdruck!
- •• Wasseranwendungen, wie beispielsweise kalte oder wechselwarme Güsse, können Ihre Beschwerden lindern; dasselbe gilt für Duschen, Abreibungen oder Waschungen. Abhärtende Maßnahmen sollten Sie das ganze Jahr über durchführen.
- •• Bei heftigen Anfällen helfen Ihnen – neben den Medikamenten, die Sie von Ihrem Arzt bekommen – vor allem Ruhe und Schlaf.

Damit das Herz im gleichen Rhythmus schlägt

Ihr Herz leistet täglich Schwerstarbeit. Es schlägt über 100000mal am Tag in einem gleichmäßigen Rhythmus und pumpt dabei etwa 16000 Liter Blut durch Ihren Körper. Die normale Herzfrequenz liegt zwischen 60 und 80 Schlägen pro Minute. Es ist durchaus normal, wenn diese Werte manchmal nach oben oder unten abweichen.

Die Ursachen für unregelmäßigen Herzschlag

- •• Verstärktes, schnelles oder unregelmäßiges Herzklopfen ist oft Folge psychischer Einflüsse, wie Angst, Freude, Erwartung oder Überraschung. Auch eine ungewohnte Situation kann eine Veränderung des Herzschlags bewirken.
- •• Bei psychisch leicht erregbaren Menschen kann schon mit jedem Atemzug eine Frequenzänderung auftreten. Wenn Sie tief einatmen, schlägt das Herz etwas schneller, wenn Sie ausatmen, etwas langsamer.
- •• An manchen Tagen kann eine Wetteränderung Ihren Herzschlag beeinflussen. Stabilisiert

sich die Witterung, normalisiert sich auch Ihr Herzschlag wieder.

•• Wenn Ihr Puls in Ruhe regelmäßig erhöht ist, kann auch eine körperliche Erkrankung vorliegen. Erhöhte Pulswerte finden sich bei fieberhaften Erkrankungen oder bei Überfunktion der Schilddrüse.

•• Wenn Sie bereits bei schnellerem Gehen oder beim Treppensteigen Atemnot und starkes und beschleunigtes Herzklopfen verspüren, sollten Sie unbedingt einen Arzt aufsuchen. Er wird durch Pulskontrolle und ein Elektrokardiogramm feststellen, ob eine Erkrankung vorliegt, und Ihnen eine geeignete Therapie vorschlagen.

•• Bemerken Sie regelmäßig ein »Aussetzen« oder ein »Herzstolpern«, sollten Sie unbedingt einen Arzt aufsuchen.

So messen Sie Ihre Pulsfrequenz

Legen Sie die Kuppen von Zeige-, Mittel- und Ringfinger auf die Innenseite Ihres Unterarmes in Höhe des Handgelenkes oder an den Hals, seitlich Ihres Kehlkopfes.

Durch lockeres und langsames Hin- und Herbewegen der Finger können Sie die Pulswelle deutlich spüren. Schauen Sie auf die Uhr und zählen Sie 60 Sekunden, also eine Minute lang, Ihre Pulsschlä-

ge. Das Ergebnis ist dann Ihre momentane Pulsfrequenz.

Herzinfarkt – im Notfall Ruhe!

Seit vielen Jahren sind Herz-Kreislauf-Erkrankungen, und allen voran der Herzinfarkt, weltweit die häufigste Todesursache. Zwar liegt die Sterblichkeit bei einem Infarkt immer noch sehr hoch, trotzdem sind heute die Chancen so gut wie noch nie. Der sofortige Einsatz von Rettungsfahrzeugen und von Medikamenten, eine ständige Überwachung und optimale Nachsorge haben sehr gute Voraussetzungen geschaffen, einen Herzinfarkt zu überleben.

Statistisch gesehen ereignen sich die meisten Infarkte in den frühen Morgenstunden zwischen 5.^{00} und 9.^{00} Uhr. Herzinfarkte passieren auch nicht, wie man vermuten könnte, unmittelbar unter körperlicher oder seelischer Belastung, sondern vielmehr in Ruhezeiten oder während des Urlaubs.

Einige Infarkte verlaufen stumm, oft bringt erst die Klinik Klärung. Bei bekannter Angina pectoris treten manchmal im Vorfeld eines Herzinfarktes gehäuft und intensiv Angina-pectoris-Anfälle auf.

Je rascher ein Arzt kommt und eine Behandlung eingeleitet wird, desto größer sind die Überlebenschancen. Sie sollten deshalb die wichtigsten Zeichen, die für einen Herzinfarkt charakteristisch sind, kennen.

Zeichen für einen Herzinfarkt

- • Schmerzen in der Brust.
- • Brennen unter dem Brustbein.
- • Krampfartige Beschwerden mit Atemnot.
- • Ausstrahlende Schmerzen (im linken oder in beiden Armen, im Bauch oder zwischen den Schulterblättern).
- • Angst- und Vernichtungsgefühl.
- • Zunehmende Enge.
- • Blasse und fahle Gesichtsfarbe.
- • Kalter Schweiß auf Stirn und Oberlippe oder im gesamten Gesicht.
- • Falsche Atmung.
- • Unruhe.
- • Das Bedürfnis, sich hinzusetzen oder hinzulegen.
- • Schwindel bis hin zur Bewußtlosigkeit.

So verhalten Sie sich richtig

- • Erstes Gebot: Ruhe bewahren!
- • Verabreichen Sie sofort Nitrospray, -tropfen oder -kapseln; bei Bedarf mehrmals bis zum Eintreffen des Notarztes.
- • Verständigen Sie sofort den Notarzt oder besser die Feuerwehr – der Notarzt der Feuerwehr kommt in der Regel schneller.
- • Betonen Sie, daß es sich um einen Herzinfarkt handelt.

- • Lagern Sie den Patienten mit angehobenem Oberkörper.
- • Öffnen Sie die Kleidung.
- • Tupfen Sie den Schweiß ab und wirken Sie beruhigend auf den Patienten ein.
- • Geben Sie dem Patienten das Gefühl der Sicherheit.
- • Reagieren Sie nicht hektisch oder ängstlich.

Lassen Sie sich nicht beirren. Sie verlieren wertvolle Zeit, wenn Sie die typischen Symptome eines Infarktes verkennen und glauben, die Beschwerden würden von allein zurückgehen.

Risikofaktor Bluthochdruck

Hat Ihr Arzt bei Ihnen einen erhöhten Blutdruck gemessen? Ein einmalig erhöhter Wert ist noch kein Beweis dafür, daß es sich um eine ernstzunehmende, behandlungsbedürftige Erkrankung handelt. Psychische und körperliche Einflüsse können für die Erhöhung Ihres Blutdruckes verantwortlich sein; schon die Spannung und Erwartungssituation vor einem Arztbesuch kann die Ursache sein. Erst wenn Ihr Blutdruck im Ruhezustand bei wiederholten Messungen erhöht ist, wird Ihr Arzt die Diagnose Hypertonie stellen.

Laut der Weltgesundheitsorganisation (WHO) ist, unabhängig vom

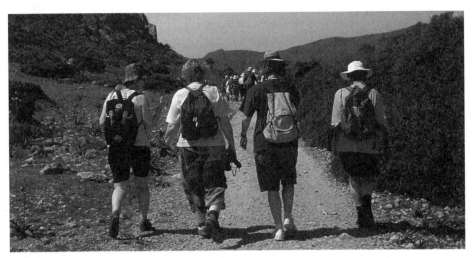

Regelmäßige Bewegung hilft, den hohen Blutdruck zu senken.

Alter, der Blutdruck 140/90 mm Hg normal, Werte bis 160/95 mm Hg gelten als kontrollbedürftig, bei Werten über 160/95 mm Hg liegt Bluthochdruck vor.

Da Bluthochdruck mit eine der Hauptursachen für Herzinfarkt, Gefäßverkalkungen, Durchblutungsstörungen, Schlaganfall und Herzschwäche ist, sollte er auf jeden Fall rechtzeitig erkannt und konsequent behandelt werden. Lassen Sie deshalb regelmäßig beim Arzt oder in der Apotheke Ihren Blutdruck messen.

Das senkt den hohen Blutdruck

• • Bewegen Sie sich regelmäßig; gehen Sie radfahren, schwimmen oder spazieren.

• • Achten Sie auf Ihr Gewicht und versuchen Sie, Ihr Normalge-

wicht zu halten. Wenn Sie übergewichtig sind, müssen Sie unbedingt abnehmen.

• • Ernähren Sie sich richtig. Reduzieren Sie den Verbrauch von Kochsalz, denn Salz kann den Blutdruck stark erhöhen. Würzen Sie statt dessen mit frischen Kräutern. Essen Sie viel frisches Obst, Gemüse, Vollkornprodukte und leicht verdauliche Speisen.

• • Hören Sie auf zu rauchen.

• • Sorgen Sie für einen geregelten Tagesablauf mit einem ausgeglichenen Wach-Schlaf-Rhythmus und entspannen Sie sich körperlich und psychisch. Ausreichender Schlaf kann große Schwankungen im Herz-Kreislauf-Verhalten ausgleichen.

• • Wenn Sie blutdrucksenkende Medikamente nehmen müssen,

sollten Sie sich genau an die individuellen Anweisungen Ihres Arztes halten. Nehmen Sie die Mittel regelmäßig. Eine Reduzierung oder das Absetzen der Medikamente sollten Sie nur nach Absprache mit Ihrem Arzt durchführen.

•• Beschaffen Sie sich ein Blutdruckmeßgerät und messen Sie den Blutdruck regelmäßig selbst. Selbstmessungen ergeben die verläßlichsten Werte. Messen Sie Ihren Blutdruck möglichst immer zur gleichen Tageszeit und tragen Sie alle Daten in einen Blutdruckpaß ein.

Cholesterin – ein Übeltäter?

Die Verunsicherung ist groß, denn was bedeutet der Cholesterinspiegel? Wann ist der Cholesterinspiegel zu hoch? Welche Gefahren birgt ein hoher Cholesterinwert? Was können Sie dagegen tun? Was müssen Sie beim Essen beachten? Fragen über Fragen, die auf Sie einstürmen, und vielfältige Antworten, die Sie eher verunsichern als beruhigen.

Cholesterin ist chemisch ein Steroidalkohol und stellt einen wichtigen Baustein des Körpers mit vielfältigen Aufgaben dar. Es ist am Aufbau der Zellmembranen beteiligt und unentbehrlich für den Hormonstoffwechsel. Wir nehmen das Cholesterin nicht nur mit fettreicher Nahrung zu uns, es wird auch im Körper gebildet, und zwar überwiegend in der Leber und im Darmtrakt. Da es sich im Blut nicht auflöst, wird es mit Hilfe von Proteinen als Lipoproteinkomplex transportiert. Der größte Teil des Cholesterins wird als LDL (low density lipoprotein) im Blut befördert. Das LDL ist weniger dicht strukturiert, aber stark cholesterinhaltig und wird deshalb auch das »böse« Cholesterin genannt. Im Gegensatz dazu ist das HDL-Cholesterin (high density lipoprotein) mit seinen dichteren Strukturen und seinem geringen Fettgehalt das »gute« Cholesterin.

Das HDL-Cholesterin wirkt den Verkalkungsprozessen entgegen, während sich das LDL-Cholesterin bei starker Konzentration im Blut an den Gefäßwänden ablagert. Dieser Prozeß, der sich über Jahre hinzieht, wird Arteriosklerose, Gefäßverkalkung, genannt und führt zur Verengung der arteriellen Gefäße. Betroffen sind vor allem die feinen Herzkranzgefäße und die Gefäße im Gehirn, was zu Herzinfarkt und Schlaganfall führen kann. Sind die Beingefäße befallen, kommt es zu arteriellen Durchblutungsstörungen der Beine, die im Volksmund als »Schaufensterkrankheit« bezeichnet werden.

Weitere Risikofaktoren unterstützen diesen Prozeß, so vor allem Rauchen, hoher Blutdruck, Übergewicht, Bewegungsmangel, Stoffwechselkrankheiten wie Diabetes mellitus oder Gicht und falsch verarbeiteter Streß. Hinzu kommen auch Alter, Geschlecht und familiäre Belastung.

Der Gesamt-Cholesterinwert im Blut soll 220 mg/dl bzw. 5,7 mmol/l nicht überschreiten. Wichtiger sind aber die Höhe der einzelnen Bestandteile und das Verhältnis der Cholesterinarten zueinander; der Quotient von Gesamt-Cholesterin/HDL-Cholesterin soll unter 5 liegen, LDL-Cholesterin nicht höher als 155 mg/dl bzw 4 mmol/l.

So senken Sie Ihren Cholesterinwert

- • An erster Stelle steht eine fettreduzierte Kost. Der Anteil an Fett in Ihrer täglichen Nahrung sollte nicht höher als 30 Prozent liegen.
- • Ernähren Sie sich bewußt, das heißt, achten Sie vor allem darauf, welche Art von Fett Sie zu sich nehmen. Als Empfehlung gilt: ein Drittel gesättigte Fettsäuren, beispielsweise Butter, ein Drittel einfach ungesättigte Fettsäuren, beispielsweise Olivenöl, und ein Drittel mehrfach ungesättigte Fettsäuren, beispielsweise Distelöl.
- • Nahrungsmitteltabellen zeigen Ihnen die »gefährlichen« Lebensmittel auf. Eier, Butter, Schmalz, fettes Fleisch, Wurst

und Käse haben einen besonders hohen Cholesterinanteil.

- • Verschaffen Sie sich Bewegung, denn körperliche Aktivität regt den Stoffwechsel an und verbraucht bei Verbrennungsprozessen einen Teil des Cholesterins.
- • Neben dem erhöhten Cholesterinwert können auch andere Risikofaktoren, wie beispielsweise Übergewicht, Rauchen, Bewegungsmangel und falsch verarbeiteter Streß, zu Gefäßerkrankungen beitragen. Auch hoher Blutdruck und Stoffwechselerkrankungen wie Diabetes mellitus und Gicht können eine Rolle spielen. Versuchen Sie deshalb, so weit wie möglich auch diese zusätzlichen Risikofaktoren auszuschalten.

Magnesium ist wichtig für den Stoffwechsel

Magnesium gehört zu den lebenswichtigen Mineralstoffen, die der Körper für den Stoffwechsel von Organen, Muskeln, Knochen und Nerven dringend benötigt. Es aktiviert über 300 Enzyme und ist somit an allen wichtigen Lebensfunktionen beteiligt. Magnesium hat eine besondere Wirkung auf das Herz-Kreislauf-System.

Fehlt Magnesium, kommt es sehr schnell zu folgenden Beschwerden: Sie verarbeiten und bewältigen

Streß schlecht, Ihre Konzentration läßt nach, Sie sind schnell übererregt, Ihre Muskeln verkrampfen, nächtliche Wadenkrämpfe plagen Sie, und es kommt zu Herz-Kreislauf-Beschwerden bis hin zu Thrombosen und Embolien.

Erwachsene benötigen für einen ausgeglichenen Magnesiumhaushalt 200 bis 400 mg Magnesium täglich. Sowohl Kinder als auch ältere Menschen haben einen höheren Bedarf, ebenso Schwangere, Sportler und Frauen, welche die Antibabypille nehmen.

Normalerweise decken Sie Ihren Magnesiumbedarf mit der Nahrung. Da unsere Ackerböden aber nicht mehr genug Magnesium enthalten, ist dies mit dem darauf wachsenden Obst und Gemüse nicht mehr möglich.

Andererseits können die Ursachen für Magnesiummangel aber auch im Körper liegen. Erkrankungen der Verdauungsorgane, beispielsweise chronisches Erbrechen, anhaltender Durchfall, starker und häufiger Alkoholkonsum können zu einer Verminderung des Magnesiumgehalts in Ihrem Körper führen.

So können Sie Magnesiummangel vermeiden

- • Achten Sie auf eine magnesiumreiche Ernährung. Besonders magnesiumreich sind Bananen und Nüsse.

- • Trinken Sie täglich magnesiumhaltiges Mineralwasser. Da Sie ohnehin zwei Liter Flüssigkeit am Tag trinken sollten, gleicht das Mineralwasser die Flüssigkeitsbilanz aus, ohne daß Sie zusätzliche Kalorien zu sich nehmen.

- • In der Apotheke erhalten Sie spezielle Magnesiumpräparate. Die Präparate haben keine Nebenwirkungen und helfen Ihnen, einerseits einen Magnesiummangel auszugleichen und andererseits einem Magnesiummangel vorzubeugen.

Blutarmut und Eisenmangel

Sind Sie auffallend blaß, müde und abgespannt? Neigen Sie zu Schwächeanfällen und stellen Sie eine verminderte körperliche oder auch geistige Leistungsfähigkeit fest? Neigen Sie zu Kopfschmerzen, Vergeßlichkeit, Konzentrationsstörungen, Appetitmangel, Nervosität? Alle diese Beschwerden, aber auch verstärktes Herzklopfen, ein Beklemmungsgefühl und Atemnot können auf einen Eisenmangel zurückzuführen sein.

Betroffen sind vor allem Frauen, da mit der monatlichen Blutung auch pro Monat etwa 15 mg Eisen verloren gehen. Da mit einer ausgeglichenen Nahrung täglich etwa nur ein bis zwei mg Eisen aufge-

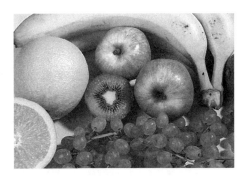

Essen Sie genügend frisches Obst, denn in Obst sind viele Vitamine, Mineralien und Spurenelemente enthalten.

•• Eisenmangel sollte Sie zu regelmäßigen Arztbesuchen veranlassen, um Ihren Eisenwert zu bestimmen. Sie verhindern dadurch die Entstehung eines chronischen Eisenmangels und können außerdem sicher sein, daß keine Blutarmut übersehen wird.

Einen niedrigen Blutdruck können Sie trainieren

nommen werden, bildet sich oft unbemerkt und schleichend ein chronischer Eisenmangel aus.

Zusätzlich ist der Eisenbedarf in der Schwangerschaft und nach der Geburt erhöht, in der zweiten Hälfte der Schwangerschaft liegt der Bedarf bei drei bis sieben mg Eisen pro Tag.

So können Sie Eisenmangel verhindern

•• Frisches Obst, Gemüse, Salat und Fleisch sichern eine optimale Zufuhr von Vitaminen, Mineralstoffen und Spurenelementen.

•• Wenn Sie Ihren Eisenbedarf nicht über die Nahrung decken können, kann Ihnen Ihr Arzt zusätzlich ein Eisenpräparat verordnen, das Sie bis zur Normalisierung des Eisenspiegels im Blut unterstützend einnehmen können.

Ist der klingelnde Wecker für Sie das schlimmste Geräusch des Tages? Falls Sie jeden Morgen mit dem Aufstehen kämpfen, leiden Sie möglicherweise unter zu niedrigem Blutdruck.

Kopfschmerzen, Augenflimmern, Schweißausbrüche, Herzjagen, sogar Herzrhythmusstörungen können durch einen zu niedrigen Blutdruck ausgelöst werden. Auch Verdauungsbeschwerden und Impotenz können ihre Ursache in einem zu niedrigen Blutdruck haben. Daneben fühlen Sie sich matt und zerschlagen, sind antriebslos, unausgeschlafen, unkonzentriert und nervös.

Liegen Ihre Blutdruckwerte regelmäßig unter 110/70 mm Hg, dann haben Sie einen zu niedrigen Blutdruck (Hypotonie), gegen den Sie etwas unternehmen sollten. Denn abgesehen davon, daß Ihr persönliches Wohlbefinden und Ihr Lebensgefühl beeinträchtigt sind, kann es auch zu Minderdurchblutungen verschiedener Organe, wie Gehirn, Herz-Kreislauf-System, Atmungsorgane und Magen-Darm-Trakt, kommen.

Das können Sie gegen zu niedrigen Blutdruck tun

- • Sorgen Sie für ausreichende Bewegung an der frischen Luft. Mit einem leichten körperlichen Training, das Ihrer Konstitution angepaßt ist, können Sie Ihren Blutdruck erhöhen. Gehen Sie spazieren, radfahren, wandern oder schwimmen. Dadurch trainieren Sie die Muskeln und verbessern die Anpassungsfähigkeit Ihrer Gefäße.
- • Achten Sie auf Ihre Ernährung. Essen Sie besonders vitaminreich. Vitamine katalysieren den Stoffwechsel, besonders den des Nervensystems, so daß Ihr Organismus wieder besser und schneller reagieren kann. Vitamin B sorgt außerdem dafür, daß Ihr Blut mehr Sauerstoff aufnehmen und transportieren kann, was Ihre allgemeine Leistungsfähigkeit steigert.
- • Verzichten Sie so weit wie möglich auf Alkohol.
- • Versuchen Sie unbedingt, sich das Rauchen abzugewöhnen; Rauchen schadet immer!
- • Trinken Sie morgens eine Tasse Kaffee oder schwarzen Tee, das stimuliert Ihren Kreislauf.

- • Beginnen Sie Ihren Tag langsam und mit kreislaufanregenden Reizen. Räkeln Sie sich und bewegen Sie alle Ihre Gelenke, bevor Sie sich dann langsam aufrichten.
- • Machen Sie vor dem Duschen eine Trockenbürstung. Beginnen Sie herzfern und bürsten Sie zuerst die Unterschenkel des rechten, dann des linken Beines. Dabei können Sie die Beine auf einen Stuhl stützen, um ein zu starkes Senken Ihres Kopfes zu vermeiden. Anschließend bürsten Sie im Sitzen Ihre Füße einschließlich der Fußsohlen und der Knöchel. Lassen Sie Krampfaderbereiche unbedingt aus. Bürsten Sie dann Kniegelenke, Oberschenkel, Becken- und Kreuzgegend, den rechten und den linken Arm sowie Ihre Hände mit langen Bürstenstrichen. Die Schultergegend und die Vorderseite des Rumpfes bürsten Sie mit kreisenden Bewegungen. Nach der Behandlung werden Sie ein angenehmes Wärmegefühl empfinden, Ihre Haut ist gut durchblutet und gerötet.
- • Machen Sie anschließend einige gymnastische Übungen vor dem offenen Fenster.
- • Nehmen Sie dann eine Wechseldusche mit heiß-kaltem Wasser, dadurch stabilisieren Sie Ihren Kreislauf. Beginnen Sie mit warmem Wasser, etwa 37 bis

39 °C, und steigern Sie die Temperatur allmählich. Duschen Sie circa 20 bis 30 Sekunden warm und anschließend für etwa zwei bis drei Sekunden kalt. Wechseln Sie die Wassertemperatur mehrmals und duschen Sie alle Körperpartien ab. Beenden Sie die Wechseldusche immer mit einem kalten Reiz.

•• Wechselwarme oder kalte Ganzwaschungen trainieren Ihre Gefäße. Sie können sie direkt nach dem Trockenbürsten durchführen. Dabei sollten nicht nur Ihre Füße, sondern auch die Zimmertemperatur angenehm warm sein. Legen Sie sich anschließend noch für einige Minuten ins Bett, da dann die Reaktionen noch intensiver ablaufen.

•• Abreibungen mit einem trockenen oder feuchten Frottiertuch erhöhen die Spannung der Blutgefäße und beeinflussen so Ihr gesamtes Gefäßsystem günstig.

•• Gehen Sie Wasser-, Tau- oder Schneetreten, das fördert die Durchblutung Ihrer Beine, trainiert Ihren Kreislauf und hebt den Blutdruck an. Wassertreten können Sie auch zu Hause in Ihrer Badewanne oder in einer großen Schüssel.

•• Besuchen Sie regelmäßig die Sauna, auch das trainiert und stabilisiert Ihren Kreislauf.

•• Mit Medikamenten können Sie keine anhaltende Blutdrucksteigerung erreichen. Da fast alle Medikamente auch unangenehme Nebenwirkungen haben, sollten Sie Medikamente nur dann einnehmen, wenn sie unbedingt erforderlich sind.

> Denken Sie daran: Sämtliche Maßnahmen zur Steigerung Ihres Blutdruckes sind nur dann richtig wirksam, wenn Sie auch regelmäßig durchgeführt werden.

Schlafapnoe – wenn nachts die Atmung aussetzt

Wenn Sie sich tagsüber sehr schläfrig fühlen und zusätzlich unter Gedächtnis- und Konzentrationsschwäche leiden, gehören Sie möglicherweise zu den Menschen, die gar nicht wissen, daß Sie unter Schlafapnoe leiden. Darunter versteht man episodisch auftretende, aber vorübergehende Atemstillstände während des Schlafs, die 10 Sekunden oder länger anhalten. Der typische Schlafapnoe-Patient ist männlich, zwischen 30 und 50 Jahre alt, zumeist übergewichtig und schnarcht.

Wie kommt es dazu?

Eine Ursache dieser Atemstillstände kann ein zentralnervöser Regeldefekt oder ein kurzzeitiger Verschluß der oberen Atemwege oder eine Kombination beider Zustände sein. Als Folge der nächtlichen Unterversorgung Ihres Körpers mit Sauerstoff können neben einer ausgeprägten Müdigkeit tagsüber auch ein erhöhter Blutdruck, eine verminderte Pumpleistung des Herzens, ein Herzinfarkt oder auch ein Schlaganfall auftreten.

Was können Sie tun?

Da Sie die atemlosen Phasen selbst nicht bemerken, sollte Sie jemand im Schlaf beobachten und feststellen, ob und wie oft ein Aussetzen Ihrer Atmung auftritt. Wenn dabei mehr als fünf Atemstops über zehn Sekunden während einer Stunde beobachtet werden, sollten Sie einen Spezialisten, einen Lungenfacharzt, aufsuchen und die Störung durch eingehende Untersuchungen in einem Schlaflabor abklären lassen.

Schalten Sie auf jeden Fall die folgenden Risikofaktoren aus:
- • Reduzieren Sie zuerst Ihr Übergewicht.
- • Trinken Sie keinen Alkohol am Abend.
- • Nehmen Sie keine Schlaf- oder Beruhigungsmittel, führen Sie lieber durch körperliche Aktivitäten eine normale Müdigkeit herbei.
- • Halten Sie Ihren biologischen Wach-Schlaf-Rhythmus ein.

- • Sorgen Sie für gute Luft in Ihrem Schlafzimmer durch gründliches Lüften; sie soll nicht zu warm, nicht zu trocken, aber sauerstoffreich sein.
- • Schlafen Sie in einer ruhigen Umgebung.
- • Achten Sie darauf, daß Sie nicht auf dem Rücken liegen und nicht schnarchen. Ein Knoten im Schal oder ein eingebundener Tennisball auf dem Rücken garantieren, daß Sie während des Schlafs auf der Seite liegen bleiben.

Es gibt keinen Grund zu verzweifeln, denn es können unter fachärztlicher Anleitung und Kontrolle Medikamente und Geräte eingesetzt werden, die in fast allen Fällen die Apnoe-Attacken rasch beenden.

Diagnose »Reizmagen«

Schon wieder haben Sie einen unangenehmen Druck im Oberbauch und müssen den Gürtel weitermachen. Sie leiden unter einem Völlegefühl, müssen aufstoßen und haben Sodbrennen; eigentlich sind Sie schon satt, ohne zu essen; krampfartige Schmerzen, Übelkeit und Erbrechen lassen Sie Ihren Hausarzt aufsuchen. »Reizmagen« lautet die Diagnose; eine krankhafte Veränderung kann der Arzt nicht finden.

Das sind die Ursachen

Sie produzieren zuviel Magensäure; die Folgen sind gestörte Beweglichkeit und Entleerung Ihres Magens. Sie können sich das so vorstellen: Der Magen befördert das Essen nicht ordnungsgemäß weiter, die Speisen bleiben im Magen liegen, und dadurch entstehen schwer verdauliche Produkte, die blähen und empfindlich stören.

Der Volksmund charakerisiert das sehr eindrucksvoll mit dem Ausdruck: Das liegt mir im Magen!

Unregelmäßiges oder hastiges Essen, zu fette Speisen und Völlerei sind die Übeltäter, die Ihre Beschwerden verursachen. Aber auch seelische Faktoren wie Streß, beruflicher Termindruck, Hektik, Konflikte und Ärger schlagen Ihnen sprichwörtlich auf den Magen. Weitere Gründe sind falsche Eßgewohnheiten, Hungerkuren, zu wenig Bewegung und ein gestörter Schlaf-Wach-Rhythmus.

So können Sie sich helfen

• • Gut gekaut ist halb verdaut! Nehmen Sie sich Zeit zum Essen! Wenn Sie schlecht kauen, muß Ihnen der Magen die Arbeit abnehmen.

• • Essen Sie nicht zu heiße oder zu kalte Speisen, das verzögert die Magenentleerung.

• • Nehmen Sie mehrere kleinere Mahlzeiten zu sich, denn große Portionen überdehnen den Magen.

• • Meiden Sie Schwerverdauliches wie fette Speisen, Süßigkeiten, Zwiebeln, scharfe Gewürze.

• • Verzichten Sie auf Alkohol, Kaffee und Zigaretten, auch wenn es schwer fällt.

• • Bevorzugen Sie eine ausgewogene Ernährung mit Ballaststoffen und Vitaminen.

• • Versuchen Sie, ausreichend zu schlafen; oft genügt das schon, um Ihre Psyche ins Gleichgewicht zu bringen. Berufliche Belastungen zu erkennen und zu ändern dauert oft länger.

• • Sorgen Sie für körperliche Bewegung, gehen Sie viel spazieren.

• • Gönnen Sie sich den längst fälligen Urlaub.

Beobachten Sie sich selbst und Sie werden schnell herausfinden, was Ihnen gut tut und was Ihnen schadet.

Und so werden Sie mit Ihren akuten Beschwerden fertig

Bewährt haben sich feuchtwarme Leibwickel, Kompressen, Wärmflasche oder Heizkissen; spezielle Teemischungen mit Kräuterextrakten wie Aloë, Artischocke oder Schöllkraut lindern Ihre Beschwerden wohltuend.

Nehmen Sie sich die Zeit und trinken Sie jeden Morgen auf

nüchternen Magen schluckweise ein Glas Honigwasser (1 Eßlöffel reiner Bienenhonig in einem Glas lauwarmen Wasser verrühren) und Sie werden Ihren Magen erfolgreich auf den Tag vorbereiten.

Abführmittel heilen nicht

Eine gute Verdauung ist in der Regel die Folge einer gesunden Ernährung. Normalerweise erfolgt die Entleerung des Darms regelmäßig, zumeist morgens, und spontan, also ohne Hilfsmittel. Um diese Regelmäßigkeit auszubilden, gewöhnt man schon kleine Kinder frühzeitig an eine geregelte Stuhlentleerung.

Bei Erwachsenen sind falsche oder unregelmäßige Ernährung, zu wenig Bewegung, zu viel Hektik, Streß, Schlafdefizit oder Zeitmangel die häufigsten Ursachen einer Störung, zumeist einer Verstopfung oder einer Darmträgheit, begleitet von lästiger Luftansammlung im Darm.

Bei Verstopfung, aber häufig schon bei Darmträgheit greift man heute gerne zu Abführmitteln. Das ist bequem und hat anfangs schnell Erfolg. Aber der Reiz, den Abführmittel auf den Darm haben, ist kein natürlicher, sie unterdrücken den normalen physiologischen Ablauf. Anstatt sich zu bessern, verstärkt sich oft als Folge davon die Darmträgheit.

Das können Sie für Ihre Verdauung tun

•• Ernähren Sie sich gesund. Essen Sie ballaststoffreiche Nahrung wie Vollkornprodukte, Gemüse und Obst.
•• Verschaffen Sie sich Bewegung. Treiben Sie regelmäßig Sport, fahren Sie Rad oder machen Sie Gymnastik. Wenn Sie eine vorwiegend sitzende Tätigkeit ausüben, ist ausgleichende Bewegung für Sie besonders wichtig.
•• Gewöhnen Sie sich an regelmäßige Stuhlgangzeiten.
•• Vermeiden Sie es, den subjektiv wahrgenommenen Stuhldrang zu unterdrücken. Gehen Sie zur Toilette, wenn Sie einen Darmdruck verspüren.
•• Bei anhaltenden Problemen mit Ihrem Stuhlgang können bestimmte krankengymnastische Übungen, Massagen des Dickdarms durch die Bauchdecke oder Leibwickel Abhilfe schaffen. Auch die kurzzeitige Anwendung von Einläufen und mild wirkenden Abführmitteln kann Ihnen helfen, die normale Darmfunktion wieder in Gang zu setzen.

»Schaufensterkrankheit«

Kennen Sie das: Sie gehen und müssen stehenbleiben, weil Sie Schmerzen in den Beinen, zumeist

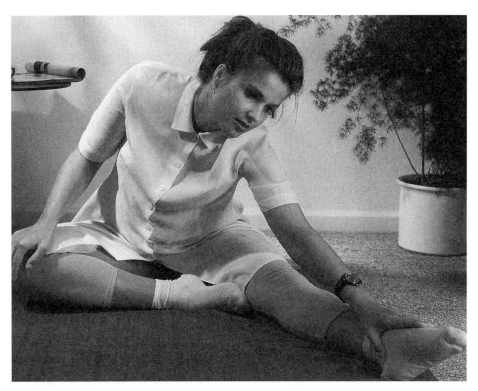

Ausgleichssport wie zum Beispiel Gymnastik unterstützt die Verdauung.

in den Waden, verspüren. Nach einigen Minuten klingen die Beschwerden ab, und Sie können weitergehen. Damit das nicht so auffällt, bleiben Sie meist vor einem Schaufenster stehen und interessieren sich für die Auslage, obwohl Sie eigentlich nur darauf warten, daß die Schmerzen in den Beinen nachlassen.

Wahrscheinlich leiden Sie an der sogenannten »Schaufensterkrankheit«, einer arteriellen Durchblutungsstörung der Beine. Dabei verursacht die Minderdurchblutung einen Sauerstoffmangel im Muskelgewebe und löst so die plötzlichen, äußerst heftigen Schmerzen aus. Häufig sind Kalkablagerungen in den Gefäßen die Ursache für die Gefäßverengung; sie können über Jahre zu Verschlüssen im Bereich der Beckenarterien sowie der Ober- und Unterschenkelarterien und im Endstadium der Erkrankung zur Amputation führen.

Risikofaktoren sind Bluthochdruck, Rauchen, Fettstoffwechselstörungen, Diabetes mellitus, Bewegungsmangel und Übergewicht.

Die Art und die Lokalisation der Schmerzen erlauben dem Arzt Rückschlüsse auf den Sitz des Hindernisses, denn die Schmerzen treten immer unterhalb der Gefäßverengung auf. Zu Beginn der Erkrankung klagen die Betroffenen über eine rasche Ermüdung der Beine, über Kribbeln, Ameisenlaufen und Taubheitsgefühle sowie über Kälte und Beinschwere.

So können Sie vorbeugen

- • Schalten Sie alle krankmachenden Risikofaktoren aus.
- • Gewöhnen Sie sich unbedingt das Rauchen ab.
- • Sorgen Sie dafür, daß Ihr Blutdruck im Normalbereich liegt. Bei erhöhtem Blutdruck erhalten Sie von Ihrem Arzt blutdrucksenkende Mittel.
- • Achten Sie darauf, daß Ihre Blutfettwerte normal sind.
- • Wenn Sie an Diabetes mellitus erkrankt sind, sorgen Sie für eine optimale Einstellung Ihres Glukosestoffwechsels.
- • Vermeiden Sie Bewegungsmangel. Gehen Sie viel zu Fuß und machen Sie viel gymnastische Übungen für Ihre Beine und Füße. Führen Sie alle Übungen nur in schmerzfreien Intervallen durch, denn Schmerzen führen zu weiteren Verkrampfungen. Passen Sie die Trainingsbelastung Ihrem Krankheitsstadium an und erhöhen Sie sie etwa

alle vier Wochen. Ein guter Parameter für den Erfolg Ihrer Bemühungen ist die Zunahme der schmerzfreien Gehstrecke.

- • • Wasseranwendungen und auch Trockenbürsten unterstützen die Bildung neuer Gefäße und von Umgehungskreisläufen.
- • • Bei verstärkten Schmerzen kann Ihnen Ihr Arzt mit den richtigen Medikamenten helfen.
- • • In schlimmeren Fällen können Sie eine drohende Amputation durch gefäßchirurgische Eingriffe umgehen.

Wenn die Beine schmerzen

Krampfadern zählen zu den häufigsten Venenerkrankungen. An den Unterschenkeln sichtbar ausgebildet, reichen sie sehr oft bis zu den Oberschenkeln. Wenn Sie eine allgemeine Bindegewebsschwäche haben, ist das Risiko größer, von Venenerkrankungen betroffen zu werden.

Alle Behandlungen von Venenerkrankungen haben zum Ziel, den gestörten Rückstrom des venösen Blutes zu verbessern.

So können Sie sich helfen

- • • Achten Sie auf die richtige Sitzhöhe Ihrer Stühle, damit die Gefäße Ihrer Oberschenkel nicht abgedrückt werden.

•• Wenn Sie lange sitzen, entlasten Sie zwischendurch Ihre Füße. Lagern Sie sie zwei- bis dreimal täglich für etwa 15 Minuten hoch.

•• Bewegen Sie sich ausreichend. Gehen Sie regelmäßig spazieren, radfahren oder schwimmen. Treiben Sie Gymnastik und benutzen Sie nicht den Fahrstuhl, sondern die Treppe, das stärkt das Muskelpumpensystem Ihrer Beine.

•• Wandern ist gut für Ihre Venen. Tragen Sie dazu bequeme Schuhe mit einer weichen Laufsohle und vermeiden Sie hartes Pflaster.

•• Machen Sie Kaltwasseranwendungen; das strafft das Gewebe, unterstützt die Durchblutung der kleinen Gefäße, entlastet die großen gestauten Venen und hilft beim Abtransport eingelagerter Flüssigkeit unter der Haut. Kaltes Wasser ist außerdem ein Trainingsreiz für die kleinen, noch nicht erkrankten Gefäße.

•• Führen Sie Wassertreten durch: an Bach- oder Seeufern, am Meer oder auch zu Hause in der Badewanne oder in einer grossen Schüssel. Dabei sollte das Wasser bis zu drei Viertel Ihrer Wade reichen und leitungswasserkalt sein. Je nach Gewöhnung und Verträglichkeit können Sie 15 bis 50 Sekunden und länger wie ein Storch im Wasser

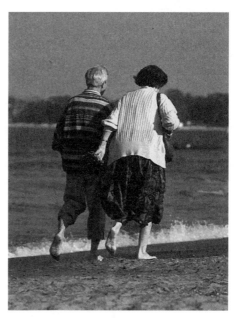

Barfußlaufen und Wassertreten machen müde Beine wieder munter.

gehen. Heben Sie bei jedem Schritt den Fuß über die Wasseroberfläche. Zum Schluß streifen Sie das Wasser nur mit der Hand ab, denn das noch leicht anhaftende Wasser übt einen länger andauernden Durchblutungsreiz aus. Nach dem Wassertreten sollten Sie Ihre Beine auf jeden Fall bewegen, am besten ist Spazierengehen oder Laufen.

•• Auch Knie- oder Schenkelgüsse nach Kneipp haben eine durchblutungsfördernde Wirkung und sollten in Ihrem Gesundheitsprogramm auf keinen Fall fehlen.

Gegen Arthrose hilft Bewegung

Im Laufe des Lebens unterliegen alle Gelenke einer gewissen Verschleißerscheinung, was wir als Arthrose bezeichnen. Am häufigsten sind Wirbelsäule, Finger-, Hüft- und Kniegelenke betroffen, da diese Gelenke zeitlebens am stärksten beansprucht werden.

Anfangs äußert sich Gelenkverschleiß nur gelegentlich und nach Belastungen in diffusen Beschwerden und weniger in Schmerzen. Oft treten die Beschwerden nachts oder typischerweise bei einem Wetterwechsel auf. Später, mit zunehmender Arthrose, nehmen die Schmerzen beim Gehen zu und werden chronisch, es kommt zu Bewegungseinschränkungen und Schwellungen, im Spätstadium zu einer Verformung der Gelenke.

Das Kniegelenk ist besonders oft von einer Arthrose betroffen, da es seiner Funktion entsprechend äußerst kompliziert aufgebaut ist.

Neben der biologisch begrenzten Belastbarkeit und der tatsächlich erfolgten Beanspruchung sind es altersbedingte Abnutzungserscheinungen mit Durchblutungsstörungen, aber auch falsche Ernährung, Überbeanspruchung, Übergewicht, Gelenkverletzungen oder angeborene Fehlstellungen der Beine, die zu Arthrose führen.

Da sich die Gelenkveränderungen, wenn überhaupt, nur operativ, beispielsweise durch Einsatz eines künstlichen Gelenks, beseitigen lassen, sollte man mit vorbeugenden Maßnahmen versuchen, die Gelenke möglichst lange jung zu halten.

So können Sie Ihre Beschwerden verringern

•• Übergewicht belastet und beansprucht Ihre Gelenke verstärkt. Tun Sie alles, um Ihr Normalgewicht zu halten. Dazu gehören eine vernünftige Ernährung und wenig Alkohol.

•• Achten Sie auf Ihre Körperhaltung, vor allem während Sie arbeiten. Vermeiden Sie mechanische Belastungen, Dauerbelastungen sowie hohe einseitige Drucksituationen.

•• Wechseln Sie öfter zwischen Be- und Entlastung der Gelenke. Wenn Sie im Sitzen arbeiten, stehen Sie öfters auf und gehen Sie herum, und umgekehrt. Beugen und strecken Sie Ihre Beine, lassen Sie Ihre Unterschenkel kreisen und gehen Sie in den Fersen- und Zehenstand.

•• Bewegung hält Ihre Gelenke jung und elastisch. Gehen Sie radfahren, wandern oder spazieren. Schwimmen ist besonders geeignet, weil sich durch den Auftrieb des Wassers das Gewicht und damit der Druck auf Ihre Gelenke verringert.

•• Gönnen Sie Ihren Gelenken einmal täglich eine Pause. Legen Sie die Beine hoch, damit der vom Druck befreite Knorpel wieder neue Nährstoffe und frische Gewebsflüssigkeit aufnehmen kann.

•• Gelenkveränderungen können nicht mehr rückgängig gemacht werden. Aber Sie können diese Veränderungen wohl mildern und zum Teil stoppen. Wärme ist ein besonders gutes Hilfsmittel, da Wärme die Durchblutung verbessert.

•• Machen Sie bei Knieschmerzen Fango- oder Moorpackungen. Auch ein Sud aus Arnikablüten kann Ihre Schmerzen lindern. Überbrühen Sie ein bis zwei Teelöffel Blüten mit etwa 150 ml kochendem Wasser, lassen Sie das ganze zehn Minuten ziehen und befeuchten Sie anschließend ein Leinentuch mit der Flüssigkeit. Legen Sie das Tuch so warm wie möglich auf das schmerzende Gelenk.

•• Ein Kniewickel fördert ebenfalls die Durchblutung. Tauchen Sie ein Tuch in kaltes Wasser, wringen Sie es aus und legen Sie es auf das schmerzhafte Knie. Wikkeln Sie anschließend noch einen Wollschal darüber, das hält das Gelenk warm.

•• Kombinieren Sie eine Rotlichtbehandlung nach Möglichkeit mit Einreibungen, die durchblutungsfördernd sind.

> Bei chronischen Schmerzen sollten Sie immer einen Arzt aufsuchen. Er berät Sie und hilft Ihnen mit physiotherapeutischen Maßnahmen, wie Kurzwelle, Ultraschall, Reizstrom, aber auch mit medikamentöser Behandlung weiter.

Füße – die Stiefkinder Ihres Körpers

Leiden Sie unter müden und schmerzenden Füßen, geschwollenen Knöcheln und Waden, haben Ihre Füße Druckstellen oder Hühneraugen, sind Ihre Zehen verkrümmt? Jeder Schritt wird zur Qual mit solchen Beschwerden.

Obwohl unsere Füße die große Last unseres Körpers tragen und außerdem noch für die Fortbewegung verantwortlich sind, behandeln wir sie oft wie Stiefkinder unseres Körper und schenken ihnen zu wenig Beachtung. Wer aber gut zu Fuß sein möchte, muß gut zu seinen Füßen sein!

Das können Sie für Ihre Füße tun

•• Achten Sie auf das richtige Schuhwerk. Richten Sie sich bei der Wahl Ihrer Schuhe nach Ihren Füßen und nicht nach der gültigen Mode.

•• Bevorzugen Sie Lederschuhe, da die Füße darin besser atmen können. Vermeiden Sie zu hohe Absätze, da sie Ihr Fußgewölbe und Ihre Zehengrundgelenke stark belasten.

•• Tragen Sie möglichst Strümpfe aus Wolle oder Baumwolle. Sie sind atmungsaktiv, saugen den Schweiß auf und schaffen ein gutes Fußklima. Stark schwitzende Füße werden leicht wund und sind anfällig gegen Pilzerkrankungen.

•• Wenn Sie trotz aller Pflege unter Fußschweiß leiden, liegt das meistens an Schuhen, die nicht luftdurchlässig genug sind.

•• Fußschweiß braucht eine konsequente Pflege. Ein tägliches Fußbad mit entsprechenden Zusätzen ist genauso wichtig wie tägliches Wechseln der Socken oder Strümpfe. Tragen Sie welche aus Naturfasern und wechseln Sie mehrmals am Tag die Schuhe. Vor allem sollten Sie im Winter Stiefel nicht den ganzen Tag anbehalten. Benutzen Sie ein deodorierendes Fußspray oder pudern Sie Ihre Socken oder Strümpfe vor dem Anziehen.

•• Gönnen Sie sich regelmäßig eine Fußpflege. Wenn Sie die Pflege keinem Profi überlassen, sondern selbst übernehmen, beginnen Sie mit einem Fußbad. Schneiden Sie die Zehennägel gerade, damit sie nicht seitlich in den Nagelfalz einwachsen, und entfernen Sie vorsichtig Hornhaut und Hühneraugen. Achten Sie darauf, sich nicht zu verletzen! Beim ersten Anzeichen von Fußpilz sollten Sie sofort zum Arzt gehen, damit sich der Fußpilz nicht festsetzt und Haut und Nägel schädigt.

•• Kräftigen sie Ihre Fußmuskulatur durch regelmäßige Fußgymnastik. Machen Sie einfache Übungen, wie Heben, Senken und Kreisen, Zehenstand oder abwechselndes Gehen auf Zehen und Hacken. Greifen Sie mit den Zehen einen Bleistift oder heben Sie ein Handtuch auf, gehen Sie mit eingekrallten Zehen oder auf der Fußaußenkante.

•• Wenn Ihre Füße vom langen Laufen oder vom Stehen müde sind, nehmen Sie ein kaltes Fußbad. Beginnen Sie mit einer Temperatur von etwa 33 bis 35 °C und kühlen Sie durch Hinzugießen von kaltem Wasser. Sie können aber Ihre Füße auch gleich in kaltes Wasser stellen und sich durch mehrmaliges Herausheben der Füße an die Temperatur gewöhnen. Ein solches Fußbad wird Sie erfrischen, denn die bessere Durchblutung schwemmt angestaute Flüssigkeit aus und macht Ihre Füße angenehm warm. In der Natur bieten sich Bäche oder Seeufer für solche Fußbäder an.

•• Die bekannteste Kneippsche Methode ist das Wassertreten, das Sie auch zu Hause in der Badewanne oder in einer großen Schüssel durchführen können. Beachten Sie jedoch, daß vor einer Kaltwasseranwendung Ihre Füße warm sein müssen. Wenn Sie kalte Füße haben, müssen Sie sie durch kräftiges Reiben oder durch Bewegung erwärmen, bevor Sie die kalte Anwendung durchführen.

•• Beim Wassertreten stolzieren Sie wie ein Storch: Heben Sie Ihre Füße abwechselnd ganz aus dem Wasser und richten Sie dabei die Fußspitzen nach unten. Im Verlauf der Anwendung wird sich Ihre Haut röten und es entsteht ein angenehmes Wärmegefühl. Wenn allerdings das anfängliche Kälteempfinden bestehen bleibt und Sie das kalte Wasser weiterhin als sehr unangenehm empfinden, sollten Sie das Wassertreten sofort beenden. Frottieren Sie nach der Wasseranwendung Ihre Beine und Füße kräftig. Auch Bewegung tut nach dem Wassertreten sehr gut, machen Sie zum Beispiel einen kleinen Lauf.

•• Auch Tautreten im feuchten Gras ist gut für die Durchblutung Ihrer Füße. Machen Sie sofort nach dem Aufstehen, wenn Ihr gesamter Körper noch warm ist, barfuß einen kurzen Lauf über das taufeuchte Gras. Auch hier wird sich schnell ein angenehmes Wärmeempfinden einstellen, das sogar über den ganzen Tag anhalten kann.

•• Im Winter können Sie den gleichen Effekt durch Barfußlaufen im Schnee erzielen. Machen Sie aber nur einen kurzen Lauf, da der Kältereiz groß ist.

•• Sie können das ganze Jahr über Ihren Füßen etwas Gutes tun, wenn Sie einfach öfter einmal Schuhe und Strümpfe ausziehen und barfuß laufen.

ÄLTERWERDEN IST KEINE KRANKHEIT

Fit im Alter

Mit steigender Lebenserwartung in unserem Jahrhundert wird auch der Anteil älterer Menschen zunehmend größer. Für das Jahr 2000 wird damit gerechnet, daß in etwa ein Drittel der Bevölkerung über 60 Jahre alt sein wird.

Zunehmendes Alter bedeutet aber auch eine Zunahme chronischer Krankheiten, Behinderungen und gesundheitlicher Schäden sowie Pflegebedürftigkeit und nachlassende geistige Beweglichkeit. Der Alterungsprozeß bringt vor allem Abnutzungserscheinungen mit sich, mit einer Häufung von Herz-Kreislauf-Erkrankungen, rheumatischen Erkrankungen, Stoffwechselerkrankungen, Alterssichtigkeit, Lungenkrankheiten und Schwerhörigkeit.

Erfolgreiches Altern bedeutet die erfolgreiche Bewältigung vorhandener chronischer Erkrankungen und Beschwerden. Sie sollten sich also rechtzeitig auf das Altern vorbereiten, um so lange wie möglich fit, leistungsfähig und geistig rege zu bleiben. Dazu entwickeln Sie am besten ein eigenes Gesundheitsprogramm, das optimal auf Ihre speziellen Bedürfnisse zugeschnitten ist.

Das können Sie tun, um fit zu bleiben

- •• Akzeptieren Sie Ihr Alter zusammen mit den Einschränkungen, die sich daraus ergeben. Dann fällt Ihnen vieles leichter.
- •• Bleiben Sie in Bewegung. Gehen Sie täglich spazieren und treiben Sie Gymnastik. Radfahren und Schwimmen halten Sie ebenfalls fit.
- •• Wer rastet, der rostet. Pflegen Sie Ihre Hobbys, egal ob Sie gerne im Garten arbeiten oder lieber tanzen gehen.
- •• Trainieren Sie Kreislauf und Stoffwechsel durch regelmäßige Wasseranwendungen.
- •• Trainieren Sie Ihren Kreislauf und fördern Sie Ihre Durchblutung regelmäßig, am besten morgens, mit Bürstenmassagen.
- •• Gehen Sie einmal wöchentlich in die Sauna. Das stärkt Ihre Abwehrkräfte.

•• Bleiben Sie auch geistig in Bewegung und trainieren Sie Ihr Gedächtnis. Denn mit dem Alter läßt auch das Konzentrations- und Orientierungsvermögen nach.

•• Sorgen Sie dafür, daß Sie sich auch psychisch wohlfühlen. Unternehmen Sie etwas mit Ihrer Familie oder mit Bekannten – gemeinsam macht es mehr Freude. Tun Sie einfach, was Ihnen Spaß macht.

Flüssigkeit – das Zauberwort

Warum braucht Ihr Körper Wasser

Der menschliche Körper besteht zum größten Teil aus Wasser. Während der Wasseranteil bei einem Säugling noch bei 80 Prozent liegt, geht er beim Erwachsenen auf etwa 60 bis 70 Prozent zurück.

Um den Wasserhaushalt ausgeglichen zu halten, hat Ihr Körper komplizierte Mechanismen entwickelt. Sinkt der Wassergehalt im Körper, signalisiert uns der Körper Durst, und wir müssen trinken. Ein Zuviel an Flüssigkeit wird über eine vermehrte Urinproduktion oder über die Haut ausgeschieden.

Um die lebensnotwendigen Stoffwechselvorgänge im Körper optimal aufrecht zu erhalten, sollten Sie täglich mindestens zwei Liter Flüssigkeit trinken. Diese Menge benötigt der Körper für die Entschlackung und den Abbau giftiger Substanzen, aber auch für die Funktionen Atmung, Verdauung, Herz-Kreislauf und Nierentätigkeit. Allein die Hälfte der aufgenommenen Flüssigkeit verbrauchen Ihre Nieren für die Urinproduktion, die andere Hälfte geht durch Atmung, Schwitzen und Stuhlgang verloren.

Das passiert, wenn Sie zu wenig trinken

Jeder Mensch, vor allem aber ältere Menschen, neigt dazu, zu wenig zu trinken. Sinkt der Wasseranteil im Körper auf 50 Prozent, trocknet Ihr Körper langsam aus, und Ihre Haut wird welk und faltig. Das Unterhautgewebe verliert an Festigkeit, es kommt zu einer Minderdurchblutung, und Sie sehen dann nicht mehr frisch, sondern grau und welk aus.

Weil das Wasser für den Transport im Darm fehlt, kommt es zu Verdauungsstörungen. Unser Blut wird eingedickt, und es wächst die Gefahr von Thrombosen und Embolien mit den Folgen Herzinfarkt und Apoplexie. Die Nieren können nicht mehr richtig arbeiten. Giftige Substanzen werden nur noch ungenügend ausgeschieden. Mangelnde Durchblutung des Gehirns führt zu Verwirrtheit und Orientierungslosigkeit.

So können Sie einen Flüssigkeitsmangel vermeiden

Essen Sie regelmäßig, denn mit dem Essen nehmen Sie circa 0,7 Liter Flüssigkeit auf. Außerdem entsteht im Körper beim Abbau der Nährstoffe zusätzlich noch etwa 0,3 Liter Flüssigkeit.

Trinken Sie mindestens einen Liter, besser zwei Liter Flüssigkeit pro Tag. Zwingen sie sich dazu, auch wenn Sie kein Durstgefühl verspüren. Trinken Sie noch mehr, wenn es draußen warm ist. Wie schnell vergißt man, daß der Körper über die Hautoberfläche viel Flüssigkeit verliert. Trinken Sie, was Ihnen Spaß macht, hauptsächlich Mineralwasser, Früchte- und Kräutertee.

Warum schlafe ich weniger?

Etwa ein Drittel seines Lebens schläft der Mensch, wobei das Schlafbedürfnis mit zunehmendem Alter abnimmt. Während ein Säugling fast immer schläft und das Schlafbedürfnis bei Jugendlichen noch relativ groß ist, benötigen ältere Menschen nur noch etwa sechs Stunden Schlaf.

Geht es Ihnen auch so, daß Sie abends um 22 Uhr ins Bett gehen und um 4 Uhr morgens bereits wieder aufwachen? Verständlich, daß Sie an Schlafstörungen glauben und unglücklich darüber sind. Meist stellt sich jedoch heraus, daß das nicht der Fall ist, sondern daß Sie sich, wie viele ältere Menschen, in einen »Morgentyp« verwandelt und einen anderen Schlafrhythmus entwickelt haben.

Das können Sie tun, um gesund zu schlafen

•• Stellen Sie sich auf Ihr verändertes Schlafbedürfnis und Ihren veränderten Schlafrhythmus ein. Gönnen Sie sich tagsüber eine Pause und machen Sie einen Mittagsschlaf; Ihre geistige Energie verbraucht sich schneller und Sie werden müde. Erstaunt werden Sie feststellen, daß sich anschließend am Nachmittag und Abend noch einmal ein Leistungshoch einstellt und Sie den Rest des Tages noch aktiv nutzen können. In den späten Abendstunden stellt sich dann Ihr normales Schlafbedürfnis ein.

•• Können Sie nicht durchschlafen, wachen Sie nachts öfter auf? Wenn Sie am nächsten Tag keine größeren Pflichten zu erledigen haben, sollten Sie aufstehen und sich mit angenehmen Dingen beschäftigen, bis sich die Müdigkeit von selbst wieder einstellt. Lesen Sie ein Buch, hören Sie Musik oder machen Sie sich Notizen für den nächsten Tag. Entleeren Sie Ihre Blase – das erleichtert oftmals ein erneutes Einschlafen.

•• Schlafmittel sollten Sie grundsätzlich nicht einnehmen, da sie zur Abhängigkeit führen und Ihre Schlaflosigkeit eher verstärken. War einmal ein Abend besonders aufregend, können Sie sich mit einem Baldrianpräparat helfen.

•• Eine Tasse Tee oder Kaffee vor dem Einschlafen regt die Durchblutung Ihres Gehirns an. Über eine bessere Sauerstoffversorgung schlafen Sie erholt.

•• Beruhigende Kräuterdüfte können Ihren Schlaf fördern. Füllen Sie ein kleines Kissen mit Baldrianwurzeln, Melisse, Kamillenblüten und Lavendel und legen Sie es unter Ihr Kopfkissen. Dasselbe bewirkt ein Schlummertrunk aus Baldrian, Hopfen und Melisse.

•• Kalte Füße können Sie am Einschlafen hindern. Machen Sie deshalb vor dem Zubettgehen ein Fußbad. Auch ein in der Temperatur ansteigendes Vollbad von 36 bis 39 °C oder eine lauwarme Dusche sind gut geeignet. Denken Sie bei allen Wasseranwendungen daran, mit einem kurzen Kaltreiz abzuschließen. Dadurch stellen sich Ihre Hautgefäße für eine lange Zeit reflektorisch weit, Ihr Körper wird müde und stellt sich auf Schlaf ein.

•• Verhindern Kopfschmerzen oder Hitzegefühle das Einschlafen, legen Sie kühlende Kopfkompressen auf.

Freunden Sie sich damit an, daß Sie als älterer Mensch tagsüber nicht mehr der hektischen Betriebsamkeit eines Berufslebens ausgesetzt sind und somit alles ruhiger angehen können. Dann werden Sie auch besser verstehen, daß Ihr Körper nicht mehr so viel Schlaf braucht. Greifen Sie nicht zu Schlafmitteln, sondern vertrauen Sie lieber einem alten Hausmittel.

So bleiben Sie beweglich

Mehr denn je ist es notwendig, daß Sie sich geistig und körperlich fit halten, wenn Sie die magische Zahl 50 überschritten haben.

•• Bewegen Sie sich regelmäßig an der frischen Luft. Ausreichend Sauerstoff stärkt nicht nur Ihre körperliche und geistige Leistungsfähigkeit, sondern auch Ihr Herz und Ihren Kreislauf, normalisiert Ihren Blutdruck, kräftigt Ihre Muskulatur und verbessert die Durchblutung aller Organe, auch des Gehirns.

•• Alle Aktivitäten, die auf ältere Menschen zugeschnitten sind, sind geeignet. Achten Sie darauf, daß die Bewegungsabläufe der Sportart, die Sie sich aussuchen, vielseitig und dabei auf Ihren Gesundheitszustand zugeschnitten sind.

•• Besuchen Sie eine Gymnastikgruppe. Unter Anleitung eines Trainers oder Übungsleiters laufen Sie keine Gefahr, sich zu überfordern oder zu verletzen. Außerdem macht gemeinsame Aktivität in einer Gruppe viel mehr Spaß.

•• Stellen Sie sich nach den Übungen, die Sie in der Gruppe kennengelernt haben, eine eigene Morgengymnastik zusammen. Beginnen Sie den Tag mit einigen Übungen und bewegen Sie dabei alle Gelenke einmal.

•• Ausdauersportarten, wie Wandern, Radfahren, Spazierengehen, Schwimmen oder Tanzen, halten Sie beweglich. Neben der körperlichen Anstrengung pflegt Gartenarbeit darüber hinaus auch Ihre Seele.

•• Reisen Sie in klimatisch günstige Gebiete.

•• Unternehmen Sie viel gemeinsam mit Freunden oder Bekannten. Schließen Sie sich, vor allem, wenn Sie alleine sind, einer Seniorengruppe an. Ein gemütlicher Abend und ein Gedankenaustausch sind genauso wichtig wie körperliche Fitneß.

So wird Reisen zum Erlebnis

Die richtige Reisevorbereitung bringt's

Endlich haben Sie Zeit und möchten nach Herzenslust verreisen. Unzählige Prospekte und umfangreiche Kataloge lassen alles so einfach und mühelos erscheinen. Wer vermutet schon, welche klimatischen Bedingungen sich beispielsweise in Wirklichkeit hinter den Temperaturtabellen verbergen und welche Eßgewohnheiten hinter bunt abgebildeten exotisch anmutenden Fruchtkörben. Damit Sie ihre Reise genießen und dabei keinen gesundheitlichen Schaden erleiden, sollten Sie das Reiseziel mit Ihrem Hausarzt besprechen und gemeinsam mit ihm die notwendigen Vorbereitungen treffen. Er weiß, was Sie sich körperlich zumuten können, und er wird Ihnen sagen, welche Impfungen notwendig sind. Er wird Sie ausreichend über die Dauer der Reise mit Ihren gewohnten Medikamenten versorgen.

Vermeiden Sie belastende Begleitumstände

Reiseprogramme mit mehrfachen Ortswechseln und Terminzwängen sind vor allem für ältere Menschen beschwerlich. Vermeiden Sie auch körperliche Anstrengungen, die für Sie ungewohnt sind.

Langes Sitzen im Bus oder Flugzeug kann Stauungen und Schmerzen in den Beinen verursachen. Nutzen sie deshalb jede Gelegenheit, aufzustehen und herumzugehen, um die Blutzirkulation anzuregen. Auch ein Anspannen der Beinmuskeln und Fußbewegungen helfen. Gegebenenfalls sollten Sie Ihre Beine wickeln oder durch Stützstrumpfhosen entlasten.

Flugreisen mit Zeitverschiebung bringen den Wach-Schlaf-Rhythmus durcheinander. Schonen Sie sich deshalb in den ersten drei Tagen und geben Sie Ihrem Körper Zeit, sich zu akklimatisieren. Sorgen Sie für ausreichend Schlaf – eventuell unterstützt durch ein leichtes Schlafmittel, das Sie allerdings nur kurzfristig einnehmen sollten. Vermeiden Sie – besonders anfangs – stärkere Sonnenbestrahlung und tragen Sie in wärmeren Regionen eine entsprechend helle und luftdurchlässige Kleidung.

Ganz egal wohin Sie reisen, als »ehernes Gesetz« gilt immer: Essen Sie keine rohen oder halbgaren Lebensmittel und trinken Sie nur Getränke aus verschlossenen Behältern.

Wählen Sie die richtige Reise

Viele Reiseveranstalter bieten inzwischen Reisen an, die mit ihrem Service speziell auf Senioren zugeschnitten sind und den Bedürfnissen älterer Menschen gerecht werden. Sie beinhalten beispielsweise Tagesprogramme mit größerer Freizeit, gesellige Veranstaltungen und eine individuelle Betreuung. Lassen Sie sich gut und ausführlich beraten, dann wird Ihre Reise zum unvergessenen Erlebnis.

Osteoporose

Osteoporose wird auch als »Knochenschwund« bezeichnet, da bei dieser Erkrankung die Knochen dünner werden und ihre Stabilität verlieren. Dies führt zu Schmerzen in der Rückenmuskulatur, zu einer Häufung von Knochenbrüchen, zu Bewegungseinschränkungen und zu einer Verkrümmung der Wirbelsäule im Sinne einer Buckelbildung. Die Erkrankung betrifft überwiegend Frauen und nur in Ausnahmefällen auch Männer.

Das sind die Ursachen

Bei Frauen beginnt die Osteoporose mit dem Eintritt der Wechseljahre; sie ist auf die Änderung des Hormonhaushalts zurückzuführen. Ein Mangel an dem Sexualhormon Östrogen fördert in dieser Zeit die Zerstörung der Knochensubstanz. Es wird vermehrt Kalzium abgebaut, dadurch steht es nicht mehr in ausreichender Menge für den Knochenstoffwechsel zur Verfügung. Da bereits etwa 70 Prozent der Frauen zwischen 18 und 35

Jahren Kalziummangel haben, wird schon in diesem Alter der Grundstock für eine spätere Osteoporose gelegt.

Deshalb ist es besonders wichtig, in kritischen Lebensphasen, wie Wachstum, Schwangerschaft, Stillzeit, Klimakterium, auf eine ausreichende Kalziumversorgung zu achten. So kann schon in diesen Zeiten die Grundlage für Osteoporose gelegt werden. Erwachsene benötigen etwa 1000 mg Kalzium am Tag, Schwangere etwa 2000 mg und Frauen nach der Menopause wegen der hormonellen Umstellung bis zu 1500 mg.

Kalziumreich sind in erster Linie Milchprodukte, grünes Blattgemüse, Kräuter und Nüsse. Da übermäßiger Alkohol und ein Zuviel an Zucker das Kalzium binden und Nikotin die Gefäße verengt, sollte man unbedingt auf Rauchen, regelmäßiges Trinken von Alkohol und verstärktes Naschen von Süssigkeiten verzichten.

Eine weitere Ursache für Osteoporose liegt im Bewegungsmangel. Knochen, Muskeln, Gelenke und Sehnen werden nicht genügend belastet, der Stoffwechsel wird nicht ausreichend zum Aufbau neuer Knochensubstanz angeregt.

Bei Männern ist der Knochenschwund oft die Folge einer Überfunktion der Schilddrüse oder von Alkoholmißbrauch.

Die aussichtsreichste Behandlung der Osteoporose besteht in der Vorbeugung. Dazu gehört neben körperlicher Bewegung eine konsequente Umstellung der Ernährung und der Lebensweise.

So können Sie vorbeugen

•• Achten Sie auf Ihre Ernährung. Essen Sie kalziumreiche Nahrungsmittel, wie Milchprodukte, grünes Blattgemüse, Kräuter und Nüsse. Verzichten Sie soweit wie möglich auf Zucker, da Zucker Kalzium bindet.

•• Meiden Sie Alkohol und Nikotin, denn übermäßiger Alkoholgenuß bindet Kalzium, Nikotin verengt die Gefäße.

•• Sorgen Sie für möglichst viel Bewegung. Gehen Sie spazieren, fahren Sie Rad oder arbeiten Sie im Garten. Das regt nicht nur Ihren Stoffwechsel an, sondern auch den Aufbau neuer Knochensubstanz.

•• Achten Sie besonders in den für das Knochenwachstum kritischen Lebensphasen auf eine ausreichende Versorgung mit Kalzium. Während des Wachstums, der Schwangerschaft, der Stillzeit und des Klimakteriums haben Sie einen erhöhten Kalziumbedarf, den Sie eventuell durch zusätzliche Kalziumpräparate decken müssen.

•• Machen Sie regelmäßig Wasseranwendungen. Das fördert die Durchblutung und verbessert den Nährstofftransport.

115

•• Wenn Sie bereits an Osteoporose leiden, sollten Sie wissen, daß die Behandlung im
Anfangsstadium am aussichts-
reichsten ist. Stellen Sie Ihre Lebensweise um, sorgen Sie für
eine vermehrte Kalziumzufuhr
und viel Bewegung, um da-
durch die Knochenbildung anzuregen.

•• Neben Muskel- und Bindege-
websmassagen kann eine Elektrotherapie Ihre Beschwerden
lindern.

•• Bei Schmerzen helfen physika-
lische Maßnahmen, wie Wärmeanwendungen, Bewegungsbä-
der und Moor-, Fango- oder
Pelosepackungen.

Alle vorbeugenden und physi-
kalischen Maßnahmen sind
aber nur eine Ergänzung zu
der medikamentösen Thera-
pie, die Ihr Arzt speziell auf
Sie zugeschnitten hat.

Adressen

Die folgende Liste (angeordnet nach Postleitzahlen) stellt lediglich eine Auswahl an Beratungsstellen und Organisationen dar, die mit Gesundheitsvorsorge, Gesundheitspflege und Heilung befaßt sind.

Weitere Auskünfte erteilen die zuständigen Gesundheitsämter, Krankenkassen, kirchliche und staatliche Beratungsstellen. Hier können vor allem die örtlichen Selbsthilfegruppen, Gesprächskreise, Betreuungs- und Hilfsdienste und die angebotenen sozialen Dienste erfragt werden.

Deutsche AIDS-Hilfe e.V.
Dieffenbachstraße 33
10967 Berlin
Tel.: 030/6900870
(Bezug von Informationsmaterial;
keine persönliche Beratung)

Deutscher Psoriasis Bund e.V.
Oberaltenallee 20 a
22081 Hamburg
Tel.: 040/223399

Bundesselbsthilfeverband für
Osteoporose e.V.
Kirchfeldstraße 149
40215 Düsseldorf
Tel.: 0211/319165

Deutsche Parkinson Vereinigung
Bundesverband e.V.
Moselstraße 31
41464 Neuss
Tel.: 02131/41016

Deutsche Volksgesundheits-
bewegung e.V.
Gesundheitspolitischer
Verbraucherverband
(Ziel: Erhaltung Naturheilmittel,
Naturheilmethoden, Nahrungs-
mittel ohne Zusatzstoffe)
Herrenwiese 125
47169 Duisburg
Tel.: 0203/592643
Fax: 0203/598700

Malteser Hilfsdienst e.V.
Generalsekretariat
Leonhard-Tietz-Straße 8
50676 Köln
Tel.: 0221/203080

Arbeiter-Samariter-Bund e.V.
Sülzburgstraße 140
50937 Köln
Tel.: 0221/476050

Bundesverband für gesund-
heitliche Aufklärung
Ostmerheimerstraße 200
51109 Köln
Tel.: 0221/8992222
Fax: 0221/8992300

Deutscher Hausfrauenbund e.V.
Bundesgeschäftsstelle
Coburger Straße 19
53113 Bonn
Tel.: 0228/237718

Johanniter-Unfall-Hilfe e.V.
Bundesgeschäftsstelle
Karl-Legien-Straße 188
53117 Bonn
Postfach 410254
53024 Bonn
Tel.: 0228/68300

Deutsche Rheumaliga
Bundesverband e.V.
Rheinallee 69
53173 Bonn
Tel.: 0228/957500
Fax: 0228/9575020

Deutsche Hauptstelle gegen die
Suchtgefahren e.V.
Westring 2
59065 Hamm
Tel.: 02381/90150
Fax: 02381/15331

Pro Familia
Deutsche Gesellschaft für
Sexualberatung und
Familienplanung
Cronstettenstraße 30
60322 Frankfurt/Main
Tel.: 069/639002

Deutsche Gesellschaft
für Ernährung
Feldbergstraße 28
60323 Frankfurt/Main
Tel.: 069/9768030

Frauenselbsthilfegruppen
nach Krebs
Bundesverband e.V.
B6, Hausnr. 10/11
68159 Mannheim
Tel.: 0621/24434

Deutsche Liga zur Bekämpfung
des hohen Blutdrucks
Berliner Straße 46
69120 Heidelberg
Tel.: 06221/411774

Sachregister